李嘉诚基金会资助

残疾预防与康复

让孩子远离智力障碍

——儿童智力障碍早期发现及干预

曹丽敏　胡　民　汪贺媛　主编

中国康复研究中心
中国残联社会服务指导中心　组织编写

華夏出版社

残疾预防与康复编委会

主　审：尤　红

主　编：李建军

编　委：时海峰　曹丽敏　陈夏尧　许家成
　　　　吴卫红

本书编写委员会

主　编：曹丽敏（中国残联社会服务指导中心常务副主任）
　　　　胡　民（石家庄市第一医院儿科主任医师）
　　　　汪贺媛（石家庄市第一医院耳鼻喉科主任医师）

副主编：杨英伟　崔　一　白丽亚　李　强
　　　　罗　园　张汝攒　陈夏尧

编　委（按姓氏笔画排序）：
　　王雁萍　刘丛丛　孙轶飞　孙晓明
　　孙艳林　赵重波　姚丽娜　陶　哲
　　崔海英　阚　桐　樊一萌

插　图：李　林

序　言

随着社会的进步和残疾人事业的发展，残疾预防与康复得到社会的广泛关注。

根据2006年至2007年我国第二次全国残疾人抽样调查数据推算，近20年来，我国至少有1500多万人免于残疾，与1978年相比，重度残疾的比例明显下降，充分反映了我国残疾预防与康复工作取得的成效。但是，抽样调查结果的另一个数字是，我国现有8296万残疾人。这个庞大的数字，说明形势依然严峻。而且，由于人口增加、老龄化社会的到来和社会经济发展等因素的影响，我国残疾人口有逐年增长趋势，预测每年将新增残疾人160万左右。因此，进一步加强残疾预防与康复工作，减少残疾的发生，减轻残疾的程度，积极帮助广大残疾人进行康复治疗与训练，提高他们的生活质量和参与社会生活的能力，依然是紧迫而艰巨的战略性任务。

广泛宣传普及残疾预防与康复知识，提高社会公众的残疾预防意识，帮助广大残疾人及其亲友、广大残疾人康复工作者掌握康复训练的基本知识和方法，是一项长期的重要任务。作为中国康复研究中心与中国残联社会服务指导中心，“残疾预防与康复”既是份内工作，也是社会责任。一方面我们要通过各种渠道、各种方式，使残疾预防的知识与理念深入人心；另一方面要用科学的方法和措施，把残疾人康复的工作落到实处——深入社区与千家万户，因为前者是社会的基层组织，后者是社会的细胞。为此，我们将陆续编写出版有关“残疾预防与康复”的系列丛书。本套丛书以最简明的语言文字、最直观的插图画面，将残疾预防与康复的知识送到所有社区，交给千家万户。

衷心希望本套丛书能够在普及、推广残疾预防与康复的工作中发挥积极作用。

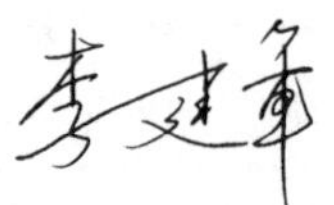

（中国康复研究中心主任、中国康复医学会副会长、中国医师协会康复分会副会长、中国残疾人康复协会副理事长）

2008 年 11 月

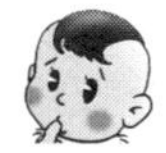

前　言

从母亲怀孕开始，未来的孩子就给家庭带来了惊喜和美好的憧憬。十月怀胎，母亲经历了酸甜苦辣，谁不希望生下一个健康可爱的宝宝？从孩子呱呱落地起，谁不希望他（她）的未来呈现出一片美丽的前景？可是，当孩子智力有缺陷时，家庭中的每一个人，特别是孩子的父母会感到多么痛苦和震惊！他们的心情简直难以用言语来形容。有人怀疑、不承认医生对孩子的诊断，带孩子到处求医、请教，总希望原来的诊断是偶然的、错误的；有人自责，认为是自己前世作了孽，今世受到上天的惩罚；有人气愤，感到上天对自己不公平；有人羞愧，感觉低人一等，并悄悄把孩子藏起来不让见人；有人内疚，感觉对不起孩子，对孩子百依百顺，娇惯溺爱。

一个孩子，生命中很长时间都会在家庭中与父母朝夕相伴。如果父母不能理智地对待自己的孩子，可能会产生很多的家庭问题和社会问题：家庭破裂、夫妻离异；智力障碍的孩子遭人排斥，缺乏照顾；个别家长焦虑过度，甚至产生轻生的念头；也可能因为百般溺爱，使孩子养成自私任性、自理能力很差的不良习惯等。

当家长认识到孩子智力有缺陷时，首先是应该接受现实，以一颗平常心和积极的态度来面对。人生不如意事常有，应当是既来之则安之，对孩子不歧视、不溺爱。第二是带孩子到医院做全面检查，包括智力测验等，明确智力障碍的程度，尽快查清病因。第三是及早对孩子进行干预。早期干预对智力发育起着关键作用，只要方法得当，持之以恒，对孩子多爱抚、多鼓励、不抛弃、不放弃，就一定会取得意想不到的效果。

本书是关于儿童智力障碍的普及读物，主要介绍智力障碍的定义、病因、诊断、早期预防和早期干预方法等。目的是减少智力障碍的发生，对已发生智力障碍的儿童及早进行干预，使他们在长大后生活能够自理，智力能有发展，甚至能够学到一门劳动技能、自食其力，让家长走出困惑；同时也呼吁社会给智力障碍儿童更多的理解、帮助与关爱。所有这些，都是对社会、对人类的贡献。

仅以此书献给所有关心、关爱智力障碍者的朋友们！

编　者

2009 年 8 月

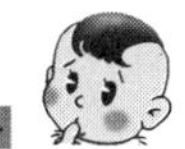

目　录

第一章　儿童智力障碍概论

第二章　智力障碍的病因

第三章　智力障碍相关疾病及其防治

第四章　智力障碍儿童的心理发展规律和特点

第五章　智力障碍的早期发现和诊断

第六章　智力障碍的预防

第七章　智力障碍的早期干预

第一章

儿童智力障碍概论

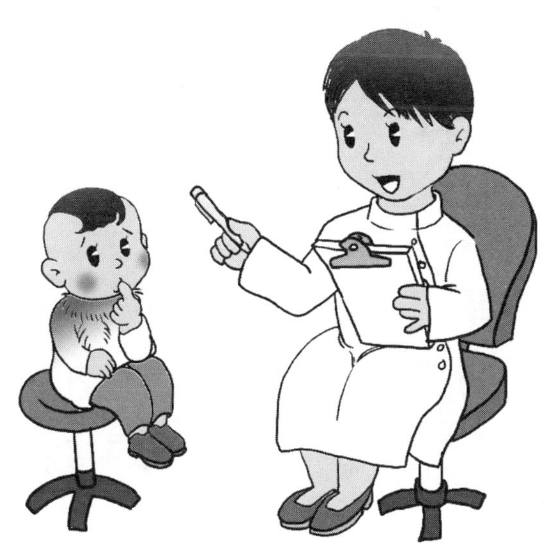

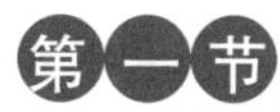

什么是儿童智力障碍？

一、儿童智力障碍的定义

儿童智力障碍就是智力发育低于一般儿童的水平。可是到底什么算做是智力发育水平低下？它的准确含义是什么？却很少有人了解。下面，让我们来慢慢了解它吧！

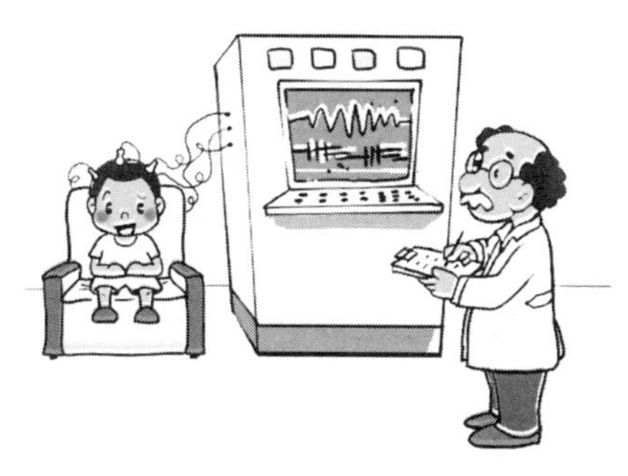

智力发育水平低下也称为智力落后，就是人们常说的智力障碍。智力障碍是发生在儿童发育时期的智力残疾，也就是正处在发育阶段中的儿童，因为各种因素导致了大脑组织的发育障碍，所以这些儿童的智力比别的孩子差，主要表现为感知、记忆、语言和思维方面的障碍。在幼儿时期主要表现为大运动（例如跑步、挥手等动作）、语言、精细动作（例如写字、画画等动作）和社会适应能力全面落后；在学龄期主要表现为学习成绩差，较轻的智力障碍者一般只能接受小学教育，很难接受初中教育。

残疾人是人类社会特殊的群体，而智力障碍儿童又是这个群体中最需要关注的群体。

通俗地说，凡是智力水平落后于同龄儿童智力的人就是智力障碍儿童。但是，从科学意义上来说，智力障碍的概念可不是那么简单了，它涉及医学、社会学、教育学、心理学等诸多方面的因素。

智力障碍的定义有多种。最早、最直观的对智力障碍的描述是由杜尔（Doll）提出的，他认为："智力障碍的特征为社会无能，智力低常，发生在发育时期，成熟以后定型，起源于身体原因，无法医治。"随着社会的进步、科学技术的发展，智力障碍的定义越来越全面、统一，越来越被国际社会所公认。

美国智力障碍协会早在1921年就首次提出了智力障碍的定义，此后又作过九次修订。最近一次，即2002年第十版的定义是："智力障碍是在智力功能和适应行为两个方面存在显著限制而表现的一种障碍。智力障碍发生于18岁以前。"由此可见，判断一个儿童是否智力障碍，必须考虑三方面：一是智力，二是社会适应能力，三是年龄。三者缺一不可。

二、智力障碍构成的三个因素

（一）智力

智力程度可以通过智商来表示。判定一个孩子是否智力障碍，必须通过智力测验，如果得到测验的结果智商低于平均值（也就是大部分孩子测验所得的数值）的两个标准差，或者智力测验结果在正常值的3%以下，可以怀疑这个孩子是智力障碍。让我们来举个例子：正常人的平均智商是100，在我国，韦氏儿童智力量表（智力测验的一种）的标准差是15，如果用这个量表测得结果显示某儿童的智商低于70，或智力测验所得智商与同年龄儿童相比，不如97%的同龄儿童，就可以怀疑这个儿童是智力障碍。

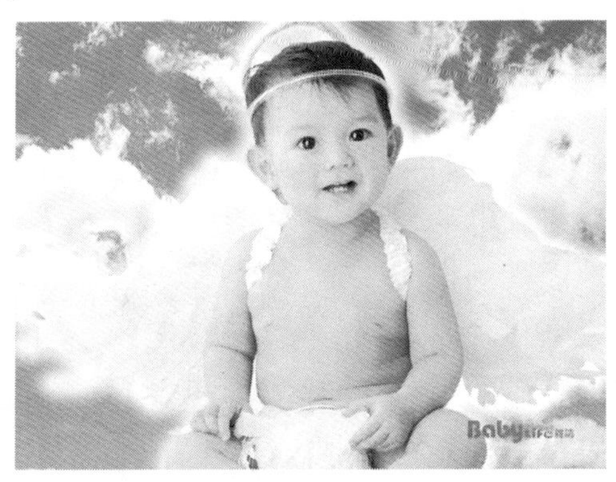

（二）社会适应能力

对儿童社会适应能力的判断，要依靠社会适应行为测验。适应行为指的是个体参与社会职能的满意程度，主要表现在10个方面：语言发育、人际交往、生活自理、家居情况、社会交往技巧、社区参与、自律能力、保证健康和安全的能力、学业水平、就业（工作）情况。在以上10项适应行为中，至少有2项缺陷才被认为有适应行为能力的缺陷。如果儿童的智商在70以下，他的社会适应能力也有困难，可认为这个儿童是智力障碍。否则，即使儿童智商低于70，但是社会适应能力是正常的，他就不应该属于智力障碍。

（三）年龄

儿童智力障碍的发病年龄在儿童身心发育阶段，即发生在18岁以前。根据发病年龄的特点，可将成人以后的大脑损伤或老年以后的大脑萎缩等原因造成的智力缺陷与儿童智力障碍区别开来。

三、智力障碍不是病

智力障碍是某儿童的智力落后于同龄儿童的一种症状，它不是一种病，而是由多种原因导致中枢神经受到损伤或神经系统的发展停滞，表现出的大脑功能障碍的一种症状。智力障碍是一种外在的表现。就像“发烧”一样，我们从来不说某人得了“发烧病”，而是说他因为某某病“发烧了”。

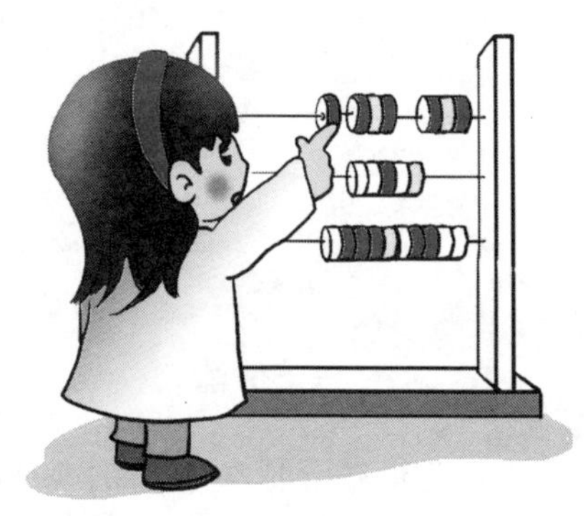

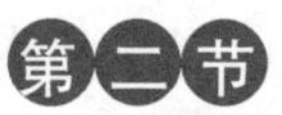

第二节 智力障碍的患病率情况

智力障碍的人数并不是很多，但是问题比较严重。智力障碍是一个严重的社会、医学、教育、心理问题。要想对智力障碍有所了解，首先要进行调查，看看智力障碍者究竟占总人口的比例是多少，以此判断问题有多严重。

一、国外的情况

智力障碍的定义对测算智力障碍的患病率影响最大，这主要涉及智力障碍的诊断问题。在20世纪70年代以前，智力障碍的诊断常采用单一标准，仅根据心理测验所得的智商作出诊断。根据1962年美国总统智力障碍小组单一标准的估计，人群的智力障碍患病率为3%，其中轻度智力障碍占87%，中度智力障碍占10%，重度和极重度智力障碍占3%。1973年美国智力障碍协会又提出了新的儿童智力障碍的定义：儿童智力障碍是指在发育时期内，一般智力功能明显低于同龄水平，同时伴有适应行为的缺陷。这就是我们现在采用的双重或多重标准。根据这一标准，1978年美国 Masten brook 用“韦克斯勒儿童智力量表”和“适应行为量表”测量了大量儿童，发现智商在50~70之间的大约有300个人，其中伴有适应行为缺陷——适应行为评定得分小于两个标准差的儿童不到35%，也就是说符合两个标准（IQ小于70，且适应行为明显缺陷）的只有100个儿童。当时按这个结果推算，智力障碍的患病率大约为1.26%。根据各国（地区）的流行病学调查，儿童智力障碍的患病率为1%~2%。

据美国科学家估计，美国约有600万智力障碍者（或3%的人口是智力障碍者）。这个估计从1962年美国总统关于智力障碍的咨文发表后，几乎没有什么变化。根据2001年美国教育部公布的数字，1999~2000年美国6~21岁的智力障碍人数为61.44万人，约占人口总数的0.64%。

二、我国的情况

1987 年，我国进行了第一次全国残疾人抽样调查。结果表明，我国残疾人口的比例是比较大的。视力残疾、听力言语残疾、智力残疾、肢体残疾和精神残疾等五类残疾人占全国人口总数的 4.9%，约 5100 多万，即每 20 个人中就有一个残疾人。其中 0～14 岁残疾儿童 817 万，占残疾人总数的 15.83%。按总数多少依次分类是：智力残疾儿童 539 万，听力言语残疾儿童 116 万，视力残疾儿童 18.1 万，肢体残疾儿童 62 万，综合残疾儿童 80.6 万。其中智力残疾儿童最多，可见我们需要面对的问题多么严峻。根据 1988 年卫生部全国出生缺陷监测和全国儿童智力障碍情况调查，全国出生缺陷的总发生率为 13.07‰，最高的出生缺陷发生率省份的调查数字为 20‰；0～14 岁儿童智力障碍的发生率为 1.07%，也就是说每 100 个 0～14 岁儿童中，就有 1 人是智力障碍者。

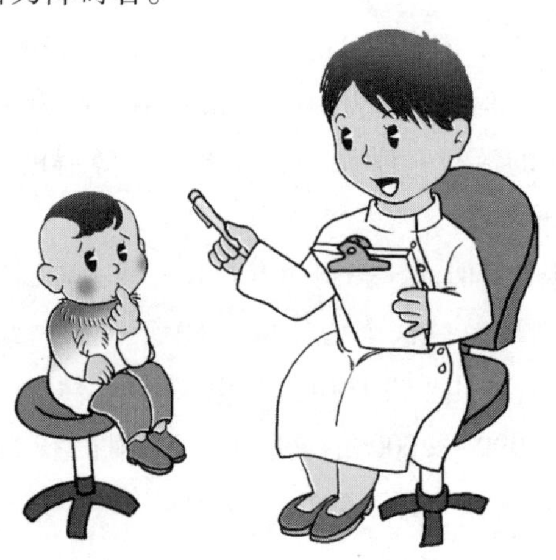

2003 年 12 月，卫生部、公安部、中国残联、国家统计局和联合国相关机构联合发布的 0～6 岁残疾儿童抽样调查的结果是：0～6 岁残疾儿童现患率为 1.362%；智力残疾为 0.931%，在各类残疾中高居首位。

2006 年，我国进行了第二次全国残疾人抽样调查。结果表明，我国残疾人总数为 8296 万，占全国总人口的 6.34%，其中智力残疾 554 万人，占残疾人总数的 6.68%。由此可见，智力残疾的预防，尤其是儿童智力残疾的预防与早期干预迫在眉睫，不容松懈。

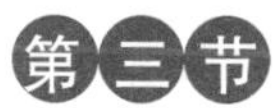

智力障碍如何分级?

通常根据智力商数和适应行为将智力障碍分为四个等级，即轻度、中度、重度、极重度。有时为了方便，将中度、重度、极重度统称为重度。一般认为，轻度智力障碍儿童是可教育的，中度智力障碍儿童是可训练的，重度和极重度智力障碍儿童则需要终生监护。一般只是脑功能有障碍，而无脑损伤和神经病理症状者，可以与人正常交往，生活也能自理。

一、轻度智力障碍

轻度智力障碍者，早年发育稍微比正常儿迟缓，并且不像正常儿那样活泼，对周围事物缺乏好奇心及兴趣，表现为循规蹈矩或动作粗暴、易冲动；言语发育略迟，生活用词上虽困难

不大，但掌握抽象性词汇极少；分析和综合能力差，对事物的看法比较肤浅，常限于外表的具体联系。这类儿童，经过耐心

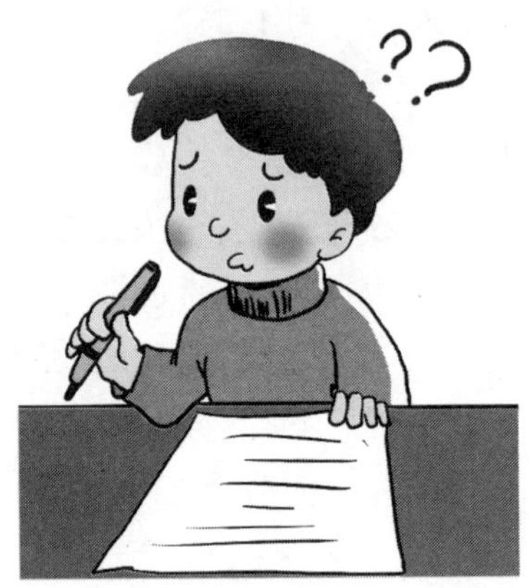

教育，可获得一定的阅读和计算能力，对算术应用题则较难完成。能成段背诵文章，但不能正确运用。在加强辅导下可达到小学三四年级水平。长大后可担任一般家务劳动，从事简单和具体的工作。适应能力也低于同龄一般儿童的水平，故不善于应付外界的变化，缺乏主见，依赖性强，且容易受到别人的影响和支配。

二、中度智力障碍

中度智力障碍又称愚鲁，这类儿童大多数有脑损伤或其他方面的神经障碍，与人交往尚无太大问题，生活半自理；整体发育较正常儿迟缓；语言功能发育不全，吐字不清，词汇贫乏，语言较简单，一般表达尚能应付；只能进行较简单的具体思维，抽象概念不易建立；对周围环境辨别能力差，只能认识事物的表面和片断现象。这类儿童略具学习能力，经过长期教育和训

练，能学会简单的书写和计算，但不超过小学二年级水平。能以简单的方式与人交往，在监护下能从事较简单的体力劳动。

三、重度智力障碍

这类儿童通常有先天性问题和较重的脑损伤，可与人简单交往，生活不能自理，不会讲话。重度智力障碍者，早年各方面发育迟缓，发音含糊，词汇贫乏，抽象概念缺乏，理解能力极差，动作十分笨拙；情感幼稚，情绪反应容易过头；有一定的防卫能力，对明显的危险能够躲避。经过长期训练后，这类儿童可养成简单的生活和卫生习惯，但生活仍需人照顾；长大以后，可在监督下做些较固定和最简单的体力劳动。

四、极重度智力障碍

极重度智力障碍者，脑损伤较严重，从外观可看出畸形，生活完全不能自理，必须依靠他人照顾；对周围的一切不理解，缺乏自我保护的本能，不知躲避明显的危险；没有语言功能，顶多只能说几个简单的单词，如偶尔能够喊“爸”、“妈”等，但这是无意识的，并不懂得真正辨认爸妈，常只是嚎叫而已；情绪反应原始，感知觉明显发育不足，几乎达到视而不见和听而不闻的程度；运动功能也受阻，手脚不灵活，或终生不能行走。这类儿童常有多种残疾和表现为经常性的癫痫发作，多数早年夭折。

第四节

如何早期发现智力障碍？

智力障碍发现越早，就越有利于早期干预治疗。有的智力障碍出生时就可以诊断，如甲状腺功能低下、先天愚型等；有的要到2～5岁才可以诊断；而轻度智力障碍常常到学龄期才被发现。

一般来讲，最早发现儿童发育迟缓的往往是母亲或家里最接近、最关心孩子的亲人。但是，由于家人缺乏经验或常识，也由于感情上难以接受自家孩子发育迟缓的事实，可能造成拖延，错过了早期康复训练的最佳时机，致使问题严重化。所以，让家长尽早意识到问题的存在、敢于面对现实，成为早期发现儿童智力障碍，早期进行康复训练和学前教育的关键。

一、早期发现儿童智力障碍的方法

（一）观察

观察儿童的动作、语言、思维、想象、学习以及人际关系和生活自理能力等方面的情况。一般情况下，最先观察到的是动作方面发育迟缓，如不能抬头、不会翻身、坐立不稳、不会爬行等等，手的动作笨拙、协调能力差、不能和眼睛配合；然后才发现其他方面的发展迟缓，如不会说话、词汇贫乏、不会数数、不能与同龄儿童一起玩等，不会自己上厕所、穿衣、吃

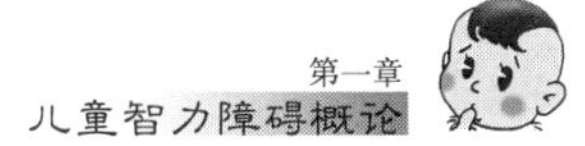

饭等。经验表明，母亲及家人对儿童进行观察后所提供的有关情况对于诊断儿童是否智力障碍最为重要。

（二）比较

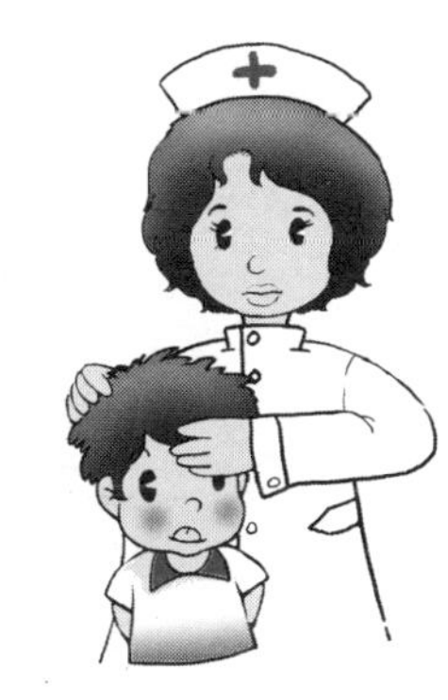

由于现在多数家庭只有一个孩子，如果父母只是单独观察自己一个孩子各方面的情况，会由于经验不足而不能及时地发现孩子存在的问题。因此，必须将自己的孩子与别人家的同龄儿童作比较，这样才容易发现存在的差异。家长应该认识到，在正常范围内，孩子会有一定的个体差异，有的孩子发展较早，有的孩子发展相对迟一些；有的孩子在一些方面发展早些，而在另一些方面发展比较迟。因此，应该全面地比较，如果一个孩子在较多方面发展得都比较迟缓，且比较明显，就应该引起家长的注意。这时家长应该到医院向专家进行咨询。

二、发现儿童智力障碍的切入点

父母如果能够及早发现孩子的智力问题，尽早采取相应的措施进行培智训练，是可以在一定程度上弥补儿童的智力障碍的。不过，到底应该从哪些方面及早发现儿童的智力差距呢？

（一）感官的灵敏度差

因为感受能力不足，他们不能区别深红、浅红、桃红等颜色；不能区分猫叫、狗叫；分不清 2 厘米和 4 厘米哪个线段长。

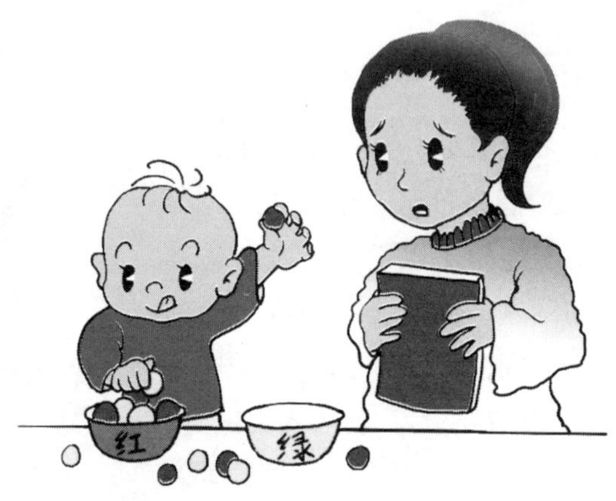

（二）感知量不足

例如去动物园参观，智力障碍的孩子似乎没看见什么，有时只能简单说出大象、老虎几种大动物，描述起来也非常简单乏味。

（三）感知速度缓慢

智力障碍儿童感知的特点是他们只能慢慢地、一个事物一个事物地进行感知。家长可以选取儿童所熟悉的图片，如桌子、铅笔、狗等，要他们说出名称。正常的孩子应该能迅速说出物体名称，而智力障碍的孩子需要的时间会比较长。

（四）言语障碍

智力障碍儿童的生长发育史都有言语发育迟滞的特点，会有口齿不清、言语类型简单、重复言语的表现，尤其连说两字困难，如说汽车，往往重复说“车车”。

（五）表达能力差

语言表达比理解能力更差，他们往往能听懂父母的话，但难以用语言表达自己的需求。

（六）活动能力障碍

智力障碍的孩子容易兴奋和激动，好动不停，动作无节制、不协调，做精细动作困难；注意力不集中或集中的时间很短，没有特别的兴趣；在智力活动中匆忙行事，顾东不顾西，易产生附带联想，不能完成任务。

教弱智儿童说儿歌

（1）选择内容简单易懂，句长不超过7个字，只有4~8句的儿歌来教。

（2）先让孩子听10~15遍以后再教他说。

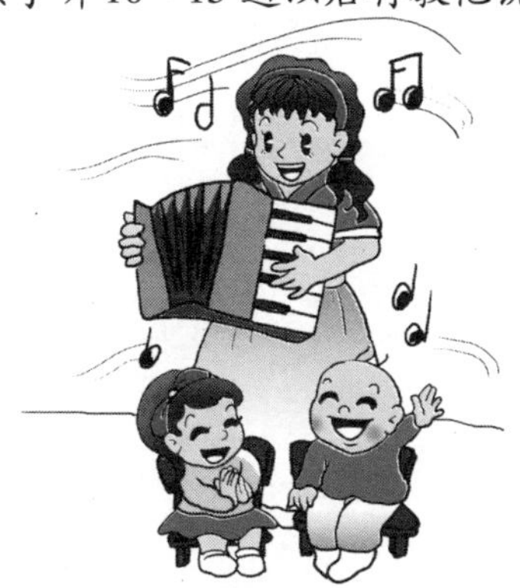

（3）一首一首地说，让意思完整，韵律清楚。

（4）说时表情要夸张，可以吸引孩子产生兴趣。

（5）孩子开始可能只会说每句开始或末尾的一个字，这没有关系，弱智儿童学儿歌不是从头至尾一句一句学会的，而是先学会几个字，然后是再学会中间的几句，慢慢才学全整个句子。

(6) 用图片辅助教学会有事半功倍的效果。

(7) 如果有邻居小朋友一起学，效果会更好。

(8) 一定要大大表扬孩子学习中的进步，以维持他的兴趣。

第二章

智力障碍的病因

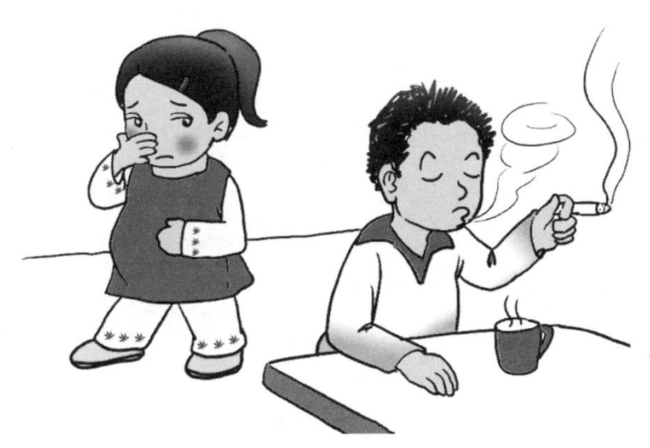

智力障碍是由多种原因引起的发育时期脑功能异常的一种症状，只有了解病因才能有效地进行预防。世界上许多国家的智残预防实践证明，应当根据智力障碍的病因，采取多种预防措施，即三级预防。

第一级预防亦称为病因预防，这是最积极、最有效的预防措施。

第二级预防亦称为“三早”预防。“三早”预防，即早期发现、早期诊断、早期治疗。也就是要在疾病初期采取有效的预防措施。

第三级预防亦即康复治疗，是疾病进入后期阶段的预防措施。此时机体对疾病已失去调节代偿能力，应采取对症治疗，并实施各种康复手段，力求病而不残，残而不废，促进康复。

三级预防将预防、治疗和康复紧密结合在一起，可使智力障碍患病率大大降低，最大限度地减轻智残的程度，发挥智残儿童的潜能，使他们像正常儿童一样生活、学习，将来能够自食其力，成为对社会有用的人。

由于当前医学发展水平所限，许多智力障碍的病因还不能明确，换句话说，就是原因不明的智力障碍仍占有相当比例。据媒体报道，重度智力障碍约有 20% ~30% 原因不明，轻度智力障碍约有 40% ~55% 原因不明。我们认为，重度智力障碍较容易找到病因，而轻度智力障碍因为很少有临床异常情况，故多找不到病因。

除了原因不明的智力障碍以外，智力障碍的病因是非常复杂的，它的分类方法也有很多。一般分为两类：一类为生物医学因素，约占 90%；一类为社会心理文化因素，约占 10%。1988 年我国儿童智力障碍流行病学调查的病因分类中，生物医学因素占 89.6%，而社会心理文化因素占 10.4%。后者在农村占的比例比城市稍高一些。

根据世界卫生组织《智力障碍术语和分类手册》，智力障碍的病因分为 10 大类：①感染和中毒。②脑机械损伤与缺氧。③代谢障碍和营养不良。④脑的肉眼性病变。⑤先天脑畸形综合征。⑥染色体畸变。⑦未成熟儿。⑧重症精神障碍。⑨心理社会剥夺。⑩特殊感官缺陷及其他因素。

除此之外，也有根据智力障碍的原因是发生在出生前、出生过程中或出生后而划分的。如果从母亲的角度来讲，对应的就是产前因素、产程因素和产后因素。

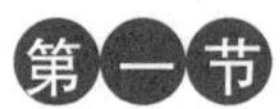

出生前哪些因素可引起智力障碍？

出生前指的是从怀孕到胎儿在子宫里发育 28 周之前这段时间。在这个过程中孕妇出现的一些情况，对胎儿的发育特别是大脑发育有很大影响。这些因素主要有：遗传性疾病、胎儿宫内发育迟缓、早产、多发畸形、宫内窒息、妊娠毒血症、妊娠高血压、各种中毒、宫内感染等。

一、遗传性疾病

遗传性疾病可分为染色体异常、代谢异常和近亲结婚三大类。

（一）染色体异常

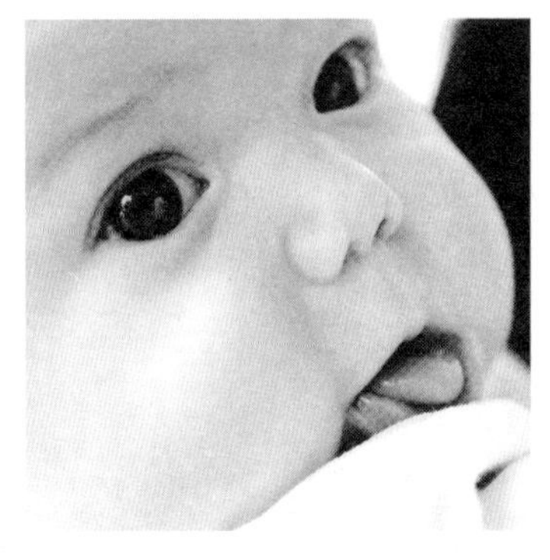

细胞是构成人体的基本单位。人的每个体细胞有一个含染色质的核，这个核的染色质在一定时期内可形成46个长形的染色体。染色体非常小，要在高倍显微镜下才能看见。每个染色体上含有6万~8万个基因，这些基因是人体发育形成各种性状的“指导者”。也就是说，它们决定小生命是黄皮肤还是黑皮肤、蓝眼睛还是黑眼睛、黄头发还是黑头发，等等。

人的每个体细胞中有46个染色体（23对染色体），除了44个（22对）常染色体外，还有2个（1对）性染色体，男性为一个X染色体和一个Y染色体（XY），女性为两个X染色体（XX）。

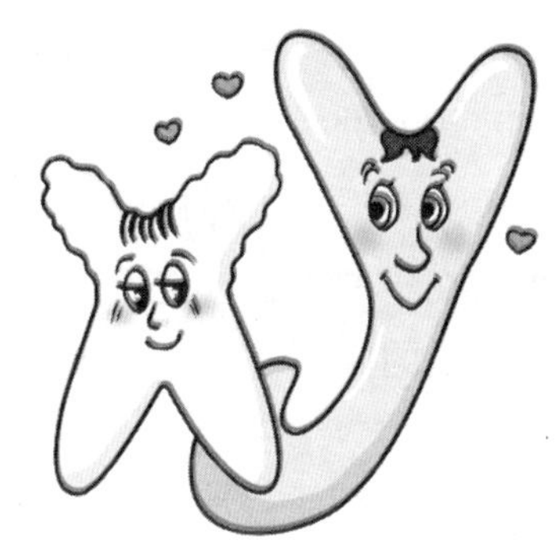

由于不良遗传因素的影响，或者某些偶然因素的作用，如孕妇受到辐射，或受到风疹等病毒的感染，慢性缺氧，或先天性梅毒感染等，染色体会发生一些变异，因而形成遗传性疾病。

在众多由染色体异常导致的遗传性疾病中，唐氏综合征（也即21三体型）比例最高。据最新的相关研究，这种患儿的发生率国外为 0.32‰ ~ 3‰，国内为 0.56‰ ~0.64‰。

唐氏综合征（即先天愚型）的症状最早是由一位英国医生唐蓝顿（Langdon Down）在 1866 年描述的。为纪念他的功绩，人们就称这种病为唐氏综合征。据调查，这种病在智力障碍人群中所占的比例很大。这类病人的第 21 对染色体不是两个，而是三个，比正常人多了一个，因而唐氏综合征又被称为 21 三体综合征。

脆性 X 综合征也是一种常见的可导致智力障碍的染色体病。患者的 X 染色体末端有一个脆性位点，男性患者 80% 左右为中度至重度智力障碍，少数为轻度智力障碍，同时伴有特殊面容、语言行为障碍、大睾丸等。女性患者可伴有轻度智力障碍，个别才是中度或重度智力障碍，即智力障碍呈现出“男重女轻”的特点。

此外，还有许多由于染色体异常导致的遗传性疾病，使患儿智力大多低下，比如以下疾病：

猫叫综合征：这种病形成的原因是第 5 号染色体短臂缺失。患儿脸呈满月状，两眼距离较远，高鼻梁，耳位低下，手掌纹大都左右连贯，智力障碍多为重度，全身肌张力低，生活能力差，多数在早期死亡。这种病孩最明显的特征是哭声较轻，音调高，似猫的叫声。这是由于喉部发育不良所致，故称为猫叫综合征。

克兰法勒综合征：这种病由克兰法勒等人在 1942 年首先报道，故以其名命之。这种病人的外貌特征为男性，但睾丸发育不全，乳房较大，无生育能力，智力低下。有的患儿非常胆小、孤僻；有的患儿过于冲动，有较强的侵犯他人的倾

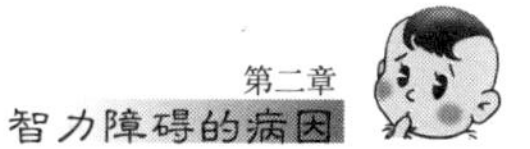

向。这种患儿的染色体组型为（47）XXY，即有22对常染色体和3个性染色体。

杜氏综合征：此病是1938年由杜氏首先描述的，故以其名命之。其临床表现为身材矮小（大部分身高在150厘米以下），两乳距离较远，胸宽，肘外翻，颈部皮肤呈蹼状，2/3有泌尿系畸形。患者虽然外表是女性，但没有明显的女性特征，卵巢缺乏，不能生育。患者面容呆板，双手长过膝、瘦削。这种患儿的染色体组型为（45）XO，少了一个X染色体。

（二）代谢异常

代谢异常往往有家族史，一般认为其中大多数由基因突变所引起。由基因突变引起生物大分子结构的变化，所形成的酶或相关蛋白质异常，结果导致代谢出现了问题，诱发了疾病。

代谢异常是指有些人的身体不能利用某种物质，如脂肪、某种蛋白质或是某种酶，而这些物质都是正常人体所需要并且可以经过代谢利用的。由于代谢异常，身体不能利用某些物质，导致

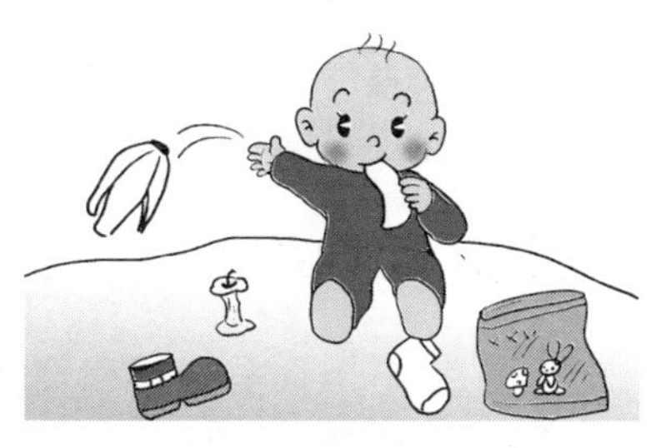

这些人的大脑都有不同程度的损伤，因此几乎都有智力落后的表现。比较常见的代谢异常导致发生智力落后的是苯丙酮尿症。该病是一种氨基酸代谢异常的疾病，常见表现有智力低下。60%的病儿属于中度或重度智力障碍，语言极端落后，湿疹，毛发及眼珠色淡，反复发作不易控制的

癫痫，尿液有特殊气味，易激怒；60%的病儿常有攻击行为，肌张力高，平衡失调等。

导致儿童智力障碍的代谢异常除了苯丙酮尿症之外，还有半乳糖血症。这种病是因为身体缺少一种酶，因而半乳糖不能变成身体所需要的葡萄糖，并且大量累积于血液及身体组织中。如果儿童血液中的半乳糖过多，最后会导致脑损伤而变成智力障碍者。

还有一些严重影响儿童健康的遗传性疾病如“枫糖尿病”，这种病是由于患儿身体不能及时同化一种蛋白质，致使这种蛋白质不能被身体分解利用，因而大量积聚在血液和其他组织中，使患儿的脑组织受到损害而导致智力低下。这种患儿的尿液气味像枫糖浆一样，故名“枫糖尿病”。一旦患儿吃了含蛋白质的食物后，就会出现呕吐、食欲差和抽搐等症状。其汗液和尿液中可闻到特殊的焦糖味。若不及时治疗，会损伤大脑的功能，患儿会出现意识不清和昏迷等症状，甚至死亡。此类患儿寿命很短，往往在两岁前死亡，少数存活时间长者多出现智力障碍和瘫痪。

（三）近亲结婚

近亲结婚指直系亲属和三代以内的旁系亲属彼此通婚。如果父母亲都携带同一种疾病的基因，就容易对后代产生不良的遗传影响。

近亲结婚会使父母亲携带同一种疾病基因的概率大幅度提高，其所生的子女患遗传性疾病的可能性增大，所以说近亲结婚不符合优生优育。科学研究表明，近亲结婚所生的先天畸形儿的概率是一般群体的4～5倍，其中包括很多智力障碍儿。

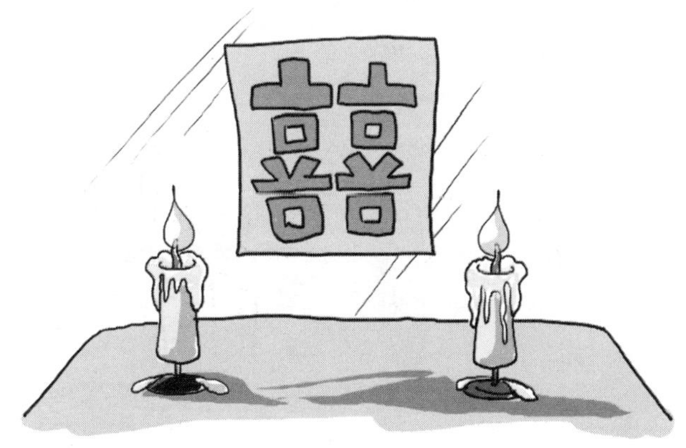

二、孕期问题

（一）药物影响

怀孕的妇女服药须特别慎重，因为许多药物能通过血液进入胎盘，影响胎儿的健康。大家知道，上世纪50年代，有一种药物叫做“反应停”，是孕妇在怀孕期间使用的一种镇静剂。后来发觉，凡在怀孕头几个月吃过这种药物的妇女所生的孩子.绝大多数肢体畸形或无四肢，智力严重落后，这是人类医学史上一次重大的药物事故，数以万计的孩子成了受害者。此外，奎宁、麻醉药等西药若被孕妇不慎使用，也被证明对胎儿有害。

妇女在怀孕期最好不吃药，如果有病必须吃药的话，应经医生诊断并且慎重考虑后，才能按处方服用。有一项研究提示：某单位所调查的妇女在怀孕期平均吃过10.3种药，居然其中有

6.9 种不是医生的处方药，要知道这是非常危险的。

诚然，孕期服药对胎儿会产生一定的影响，这是事实，不过真的不慎服药了，其结果会如何还须综合考虑：①药物的种类：并不是所有药物都对胎儿有害，这一点医生能够判断。②药物的剂量：它与各个胎儿的耐受力有关。③胎儿的实际胎龄与体质：胎龄愈小、体质愈差的胎儿，愈容易受到伤害。④妇女怀孕后处于何种情况的敏感期：胎儿的有些器官对某种药物特别敏感，正好在形成该器官的关键时候，孕妇服了这种药，这个器官的发育就会受到较大的损害。例如，人类神经系统发育的关键时期是妊娠最后 3 个月至出生后 6 个月，所以，如果在怀孕的最后 3 个月，孕妇服用了对神经系统影响很大的药物，胎儿的大脑等神经系统就会受到很大的损伤。所以，怀孕妇女既需要注意药物的不良作用，又不要为服用了一两次经医生慎重考虑后所开的处方药而疑虑重重。孕妇疑虑重重本身也会从另一方面使自己受到伤害，并危及胎儿。

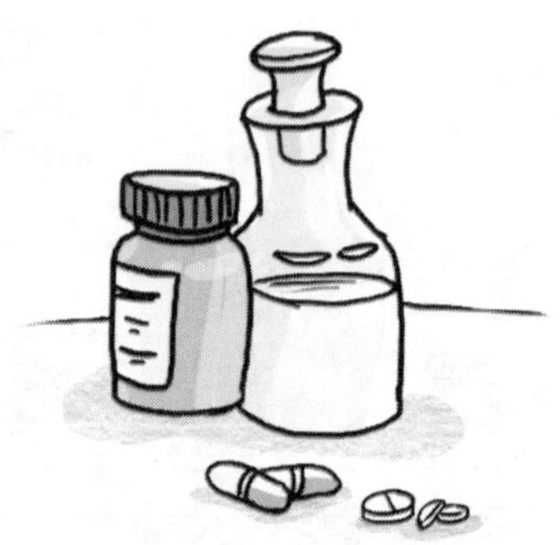

（二）感染

妇女孕期应尽量避免患病，胎儿在母体内虽然有胎盘屏障保护着，但是，有些微小的病原微生物仍然可以透过胎盘屏障，影响胎儿的正常发育。

妇女妊娠早期对病毒的敏感性很高。这是因为胚胎细胞分裂迅速，是病毒侵染与发展的良好培养基。而且，胚胎组织干扰素少，白血球数量不足，抗体缺乏，也便于病毒的扩散。

已经知道，有十多种病毒能通过胎盘侵入到胚胎，使其发生疾病，从而造成流产、早产、死胎、先天畸形、智力发育迟缓等。其中致病力最厉害的是风疹病毒，其次为巨细胞病毒和单纯疱疹病毒。它们一旦侵染了正在发育中的胎儿，便会产生致畸作用，特别是怀孕的前 3 个月内。例如孕妇感染巨细胞病毒后临床症状虽然不显著，有时只感到出现类似上呼吸道感染的症状，但通过仔细诊查，会发现很多人有全身不适、皮疹、淋巴结肿大等现象。不少临床案例表明，怀孕早期感染病毒，容易引起流产、死胎；怀孕 6 ~ 9 个月感染病毒，会引起胎儿发育异常，如头小畸形、智力低下，或出现黄疸、肝脾肿大和各种脏器的出血症状。

下面主要以风疹病毒为例，说明病毒感染对胎儿的危害。

孕妇一旦感染了风疹病毒，病毒很快随母体的血液流动穿过胎盘进入胎儿血液中。风疹病毒能严重影响胎儿的中枢神经系统，使胎儿的脑细胞受损。母亲在孕期患风疹可能只表现为发一点热，身上出现一片皮疹，但很快就消失了，人们往往不大注意它，但它对胎儿脑细胞的损害十分严重，危及范围可达 10% ~85% 不等。

根据调查，风疹在母孕期侵染得愈早，影响就愈大。妇女在怀孕头 3 个月得了风疹，应征求医生的意见，看看是否要做人工流产以中断妊娠。凡是孕妇患风疹的，孩子出世后可能出现失明、聋哑、心脏病、黄疸、骨骼损伤或脑损伤，其中有 25% 受影响的儿童智力轻度落后，25% 受影响的儿童智力中度落后，其余50%受影响的儿童智力可能重度落后。近年来，科学家已经研制出对付风疹的疫苗，只要预先给育龄前的女性注射该疫苗，就可以使其免于在妊娠期受风疹病毒的感染。这实在是减少或避免由于孕妇患风疹而使胎儿受害的最好方法。

还有一个例子就是那些爱养宠物的女性，在怀孕之前与怀孕期间，不要接触猫科动物。猫科动物是弓形虫的终宿主。如果孕妇通过接触猫科动物而感染了弓形虫，多是不发病的，可是受感染的孕妇血液通过胎盘传播，会引起胎儿先天性弓形虫感染。弓形虫经胎盘的传播率约为40%，且传播率随胎龄增大而增加，但胎儿感染的严重程度随胎龄增大而减轻。

先天性弓形虫感染，中枢神经系统受损和眼症状最突出。脉络膜视网膜炎、脑积水、脑钙化灶是先天性弓形虫病常见的三联症。先天性弓形虫感染中的2/3患儿出生时无明显症状，但其中1/3患儿已经有亚临床改变。未经治疗者于生后数周或数月逐渐出现症状。弓形虫感染的后果多种多样，包括早产、宫内发育迟缓、黄疸、肝脾肿大、皮肤紫癜、皮疹、发热或体温不稳、肺炎、心肌炎、肾炎、淋巴结肿大等。早产与宫内发育迟缓者最容易发生智力障碍。

（三）情绪压抑

老年人常告诫年轻孕妇，“精神愉快、心情舒畅，胎儿才能健康发育”。这是有科学道理的。

大量研究提示，有一些造成孕妇精神长期压抑的因素，如亲人患病、死亡，夫妻不和，经济拮据，战争与天灾等，对胎儿来讲可能是潜在的致畸因素。妇女在怀孕头3个月情绪严重压抑，且持续时间较长，往往会使胎儿受到很大的损伤。科学

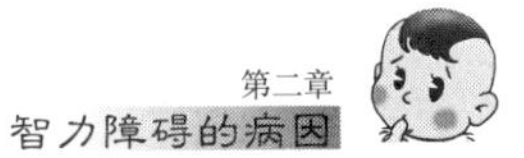

家指出，怀孕妇女由于情绪压抑而产生的生物化学物质，甚至能使发育仅18周的胎儿的脑电位活动异常。胎儿期大脑电位的

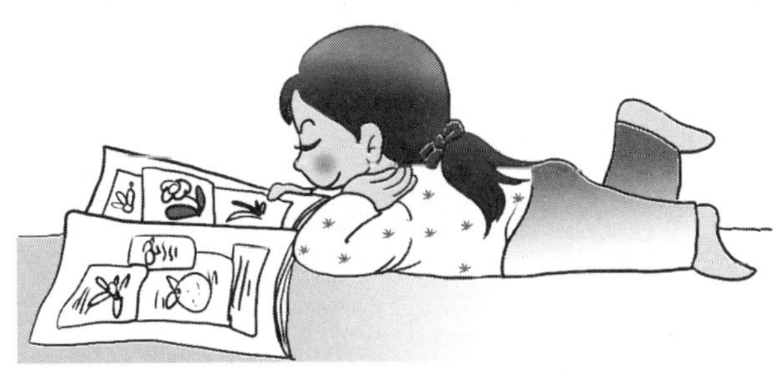

异常又同新生儿期神经系统的异常相互关联。这说明孕妇的情绪因素对胎儿的神经系统是有很大影响的。说到孕妇情绪不佳与新生儿的神经系统异常或智力低下等有明显关系的问题，有许多事实可以证明。1976年7月28日我国唐山市发生了一场毁灭性的大地震，这个意外的自然灾害给该市当时的孕妇带来了巨大的精神刺激。10年后，为了考察这场严重的自然灾害对当时正在腹中的胎儿有无远期影响，科学家们进行了对比研究。专家们以350个出生于1976年7月28日至1977年5月30日的儿童作为对象进行研究，其中206名为地震组，该组儿童的母亲均遭受过震灾；另144名是同期出生于外地、后来在唐山定居的儿童，作为对照组。他们对这350名小学儿童进行了一次体格检查和智力检查。结果发现，两组儿童体质没有大的差异。智力测验提示：地震组儿童智力明显偏低，平均智商为86.34，智商为90以上者只占36.4%；对照组儿童平均智商为91.95，智商为90以上者占50.75%。

由此可以推断，孕妇精神压抑或创伤，使自身交感神经系统发生异常变化，这种变化转而又造成两种影响：①返回子宫的血液减少。②内分泌改变，如肾上腺素分泌量增加很多等。由于子宫内的血液减少，胎儿所需要的营养和氧的供应相应减少，胎儿的发育也受影响：胎儿或者活动非常强烈；或者变得十分安静，活动大大减少。在这种异常情况下，胎儿的正常发育会受阻，出生后智力障碍也就难以避免。另外，由于内分泌的改变，过量的肾上腺素对身体器官会有伤害，特别是对正在发育过程中的胎儿的生殖系统更为有害。

（四）酗酒与抽烟

《责子》

白发被两鬓，肌肤不复实。
虽有五男儿，总不好纸笔。
阿舒已二八，懒惰故无匹。
阿宣行志学，而不爱文术。
雍端年十三，不识六与七。
通子垂九龄，但觅梨与栗。
天运苟如此，且进杯中物。

这首诗是晋代大诗人陶渊明在将近知天命之年的作品，写的是自己已逐渐衰老，而自己的儿子们却让人揪心：名叫“舒”的大儿子十六岁了，可是依然无比懒惰；名为“宣”的二儿子年将十五，却不喜欢读书；名为“雍”和“端”的两个儿子已经十三岁了，甚至连六和七哪个大都分不清楚；小儿子已经九岁了，却只知道吃。从诗中我们可以看到，陶渊明的儿子们都有着明显的智力障碍，这又是因为什么呢？其实原因很简单，那就是因为陶渊明爱喝酒。甚至在这首诗的最后他还说：“上天给我的命运就是这样，我除了以酒消愁还有什么办法呢！”大诗人不懂得酒可以贻害后人，其嗜酒之情态可见一斑。

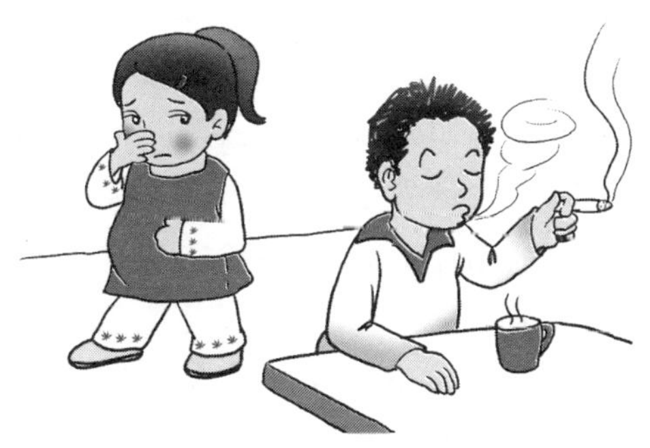

他不得不接受儿子智力低下的现状，可是又不知道造成这一切的原因，这正是陶渊明的悲剧所在。在无奈地面对这种家庭悲剧的时候，他恰恰又选择了饮酒，更造成了悲剧的不断重演。陶渊明对酒的态度是“造饮必尽，期在必醉”。正是这样的态度，才引发了如此严重的后果。那么，我们应该通过陶渊明的悲剧认识到些什么呢。

事实上，我国古人在不断看到嗜酒之人的子女多存在智力低下的现象时，已经慢慢认识到了酒精对子女智力的影响。在陶渊明之后的隋朝有一部书——《隋书·经籍志》子部医家类中收录的《玉房秘诀》曾说过：“新饮酒饱食，谷气未行，以合阴阳，腹中彭亨，小便白浊，以是生子，子必癫狂。”又说：“大醉之子必痴狂。”明代名医张景岳在他所著的《景岳全书》中也明确指出：“酒可乱性，亦可乱精。”这就是说，酒既可使性功能紊乱失调，又因性属湿热，可导致生精功能紊乱，产生畸形精子而影响优生。

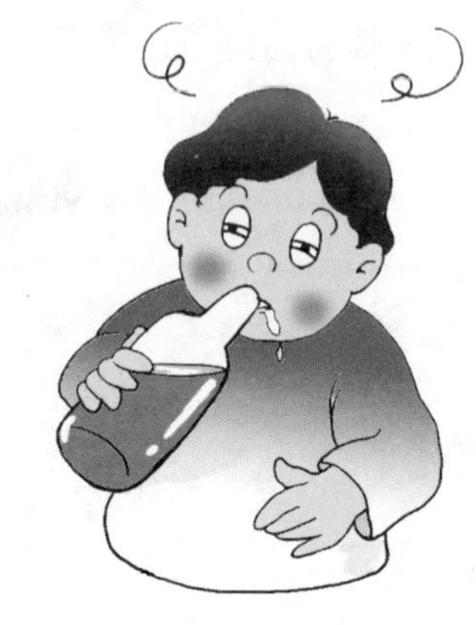

酒是一种既有益又有害的饮品，主要成分是酒精。香烟只有害而无益，其主要有毒成分是尼古丁。据研究，当育龄夫妇大量饮酒吸烟后，在短时间内大量酒精与尼古丁被吸收进入血液循环，对全身各系统组织都有较大的危害。由于人的生殖细胞（包括精子和卵子）对一些化学物质（如酒精、尼古丁等）和物理因素（如过热、较强电流、超声波等）的刺激特别敏感，所以当受到酒精与尼古丁毒害的生殖细胞结合形成受精卵后，它的生长发育往往不正常。这种受精卵发育成的胎儿，大多智力低下、呆笨，甚至发育为白痴。从优生学的观点看，这种情况既伤害孩子，又为整个家庭带来不幸和忧愁，甚至还可以遗传给下一代子孙，可以说是后患无穷。

据报道，酒精是一种性腺毒素，过量或长期嗜酒，又可使性腺中毒，特别是严重损害男子睾丸的间质细胞，表现为血液中睾丸酮水平降低。睾丸酮具有维持男性第二性征和性功能，同时作为男性激素的功效，如果血液内睾丸酮不足可出现性欲减退、精子畸形和阳痿。这主要是因为酒精严重损害了睾丸的间质细胞，使之不能正常地产生雄激素和精子，而精子的畸形及发育不良，常影响后代的生长、发育。

现代医学研究证明，过量饮酒对生殖细胞中的精子与卵子的活力有损害作用，并且使染色体结构或数目发生不利的畸变。这种畸变的生殖细胞结合成为受精卵后，就会把有病的遗传基因传给后代，引起胎儿发生“酒精中毒综合征”。因为这种胎儿往往是在周末夫妇度假日时狂饮无度后怀上的，国外医学界称这种胎儿为“星期天胎儿”。患儿表现为生长迟缓，中枢神经系统发育障碍，面容特殊，头小，前额突，眼裂小，心脏及四肢畸形等。以上所说的这些后果与古语所讲的“酒后不入室”是相符的。

孕妇饮酒更是造成胎儿畸形和孩子出生后智力迟钝的重要原因。这是因为任何微量酒精都可以毫无阻挡地通过胎盘而进入胎儿体内，使得胎儿体内的酒精浓度和母体内的酒精浓度一样。法国医学工作者曾对有饮酒癖的妇女所生的孩子进行观察，发现他们都有共同的缺陷：单眼皮，即使双眼皮也不明显，鼻子扁平，内侧眼角眼皮外翻，脸蛋扁平且窄小，鼻沟模糊，上嘴唇薄且紧，下巴短。这种受酒精毒害、面部发育不健全的孩子约占饮酒母亲所生孩子的1/3。更为严重的是酒精对大脑和心脏的危害，孕妇饮酒导致孩子患心脏病的约占30%。孕妇饮酒过多，生下的孩子不久就夭折的屡见不鲜。对这些死婴的解剖结果表明，其大脑不仅小于正常儿，而且脑发育不全或呈明显畸形状态。不少国家曾对胎儿期受酒精毒害的儿童进行智力测验，发现他们的智商都低于一般水平，大多数表现为反应迟钝、智力低下或者白痴。

为了证明怀孕妇女喝酒会对胎儿产生不利影响，一位科学家检查了14名从出生1天到4岁的儿童的健康情况，他们的母亲都长期嗜酒，平均有9年的酗酒历史。他发现：这14名儿童出生时个子小，发育缓慢，智力低下，心脏也有缺陷。另一个更大人群的调查表明，有32%酗酒母亲的孩子易得一种病，叫“胎儿酒精综合征”（fetal alcoholic syndrome）这些孩子的围产期死亡率比非酗酒母亲所生的孩子高2~4倍，而且所有活下来的孩子中的44%到7岁时其智商还低于80，而非酗酒母亲所生的孩子到7岁时其智商低于80的只有9%。一项研究表明，孕妇大量饮酒，围产期新生儿死亡率增加1~10倍，低体重儿、早产儿和足月小样儿增加8.3~12倍。这些孩子出生后有58%智商低于85，有19%智商低于70。据分析，造成这个情况的原因很可能是酒的分解物对胎儿产生了有害影响。事实上酒精确实会通过母亲的血液进入胎儿的血液中，影响胎儿的发育。

和妇女怀孕酗酒一样，妇女孕期抽烟对胎儿同样是有害的。英国一些科学家的调查表明：抽烟母亲的孩子，围产期死亡率增加；存活下来的孩子学习有困难，智力低下。还有科学家在耶路撒冷分析过1万个婴儿的病例，发现：抽烟母亲的孩子体重大多偏低，多数易患气管炎和肺炎。因为抽烟能造成母体血管收缩，影响母体对胎儿的供血，也会使血液中出现异常的血红蛋白，抑制供氧量。此外，烟中的尼古丁对胎儿有直接的不可小视的有害影响。

（五）营养问题

孕妇营养缺乏，会影响胎儿神经系统的发育，导致大脑发育障碍，造成智力低下。怀孕第3~5个月是胎儿神经系统发育最快的时期，如果孕妇这段时间患了慢性营养不良，蛋白质和微量元素缺乏，那么生下的孩子体重会轻些。如果足月新生儿体重低于2 500克，一般会存在智力低下和行为问题，包括学习困难。营养物质中的微量元素，包括铁、锌、碘、锰、钴、钼、硒、铬、镍、锡、硅、氟和钒等，如果缺乏，就会造成脑发育障碍，而使智力受到影响。

孕妇缺乏碘，孩子出生后易患呆小症，个子矮且智力低下。

海产品如海带、紫菜等含碘较多，加碘食盐是大众补碘的保证。孕妇缺乏铁，孩子的注意力和敏捷性可能会受到影响。另外，铁有助于红细胞的健康发育，为胎儿提供足够的氧和养分。瘦肉、豆类、蛋、绿色蔬菜中含铁较多。若孕妇体内锌缺乏时，会增加畸胎的发生率，并会影响胎儿脑细胞的生长、发育和成

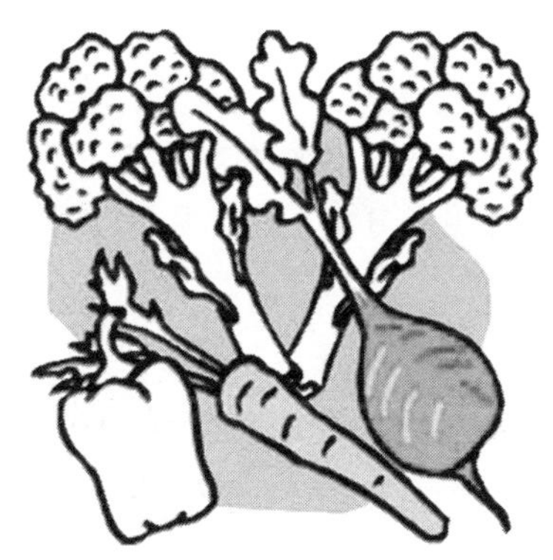

熟。可以多吃麦芽、麦麸、全麦、坚果、洋葱、牡蛎等食品来补充锌。科学研究证明，微量元素就是“微量”地存在于人体中，补得过多，同样会造成恶果。最好的方法是“杂而食之”，也就是广泛摄取营养，不要挑食。

蛋白质的缺乏，会直接影响胎儿脑细胞的形成，将来长大成人后，脑细胞数量可能少于正常人。在牛奶、鸡蛋、瘦肉、鱼类、大豆制品中，蛋白质的含量较高。

（六）辐射影响

妇女在怀孕期间应当避开有辐射的环境，更不能照射 X 线（尤其是腹部），这在国外已成为常识。孕妇接受 X 线照射，其

射线会损坏胎儿的中枢神经系统，导致智力低下。从日本广岛受原子弹伤害的幸存孕妇所生的孩子来看，充分说明辐射对胎儿有严重的影响，这些胎儿出生后与其他儿童相比，特点是头小，体重轻，骨骼畸形，智力低下。

最近有研究报告指出，孕妇每周使用20小时以上计算机，其流产率增加80%，同时也增加畸形儿的出生率。我国对25个省、市、自治区的医用X线职业受辐射人员进行了调查，发现生育率、不孕率无明显差别，但自然流产率、多胎率、新生儿死亡率明显高于对照组。调查20种先天畸形和遗传病的发生率，职业辐射组与对照组分别为9.10‰与4.2‰，统计学处理有显著差异。

有观点认为，以孕龄6周以前的辐射敏感性最高，而小剂量照射则以妊娠8～15周遭受电离辐射的危险性最大。一些专家认为，妊娠的前3个月对辐射的敏感性比妊娠中、晚期大得多。也有的科学家提出，孕妇在怀孕期的前3个月要避免接触电磁辐射，因为当胚胎在母体内时，对有害因素比成人敏感，受到电磁辐射后，将发生不良的影响。如果是在胚胎形成期受到电磁辐射，有可能导致流产；如果是在胎儿的器官形成期受到电磁辐射，正在发育的器官可能发生畸形。即使在胎儿的发育期，若受到辐射，也可能损伤中枢神经系统，导致智力低下。

辐射对胎儿的影响不容忽视。至于受影响的程度则与个人的耐受力以及受辐射的次数有关。换句话说，并不是母孕期肺部照射一次X线，生出的孩子就一定是畸形儿，孕期做透视应听医生的意见。不过，做透视所受到的辐射比做X线片接受的辐射量多5倍，所以如果需要做的话，最好还是选择X线片。

（七）高龄怀孕

妇女年龄过大（35 岁以上）容易排出衰老的卵子，一旦这样的卵子受精，生育智力低下孩子的概率就会增大。有人调查证明，唐氏综合征患儿往往是高龄孕妇所生。前面已经说过，一个妇女在 20 岁怀孕，生一个唐氏综合征儿童的可能性是 1/2000，在 30 岁时是 1/1000，到 40 岁时是 1/100，到 45 岁以上是 1/50。我国实行的是晚婚晚育的人口政策，但从优生学角度看，生育不能过晚，怀孕最好不要超过 35 岁。

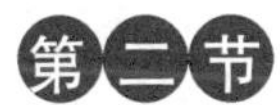

出生过程中哪些因素可引起智力障碍？

出生过程指生产过程，也即分娩过程。这里要讲的“出生过程中因素”是指胎儿在娩出过程中所遭遇的一些有害因素。

（一）窒息缺氧

分娩的速度对母亲和胎儿的健康都有一定关系。分娩时间太长会引起难产，造成新生儿窒息缺氧。一项对 300 个学前儿童的调查清楚地说明了这个问题：他们中的一组是正常足月产的儿童；另一组儿童也是足月产，但在出生时有过窒息缺氧现象；还有一组儿童是有过其他疾病但无缺氧现象。结果发现，在出生时有过缺氧遭遇的儿童，认知测量的成绩比其他两组都低，而且其中许多儿童存在精神异常。不过，生产过程太短，胎儿出世时来不及适应骤变的外界压力，有时会引起脑血管破裂和出血，影响以后脑细胞的发育，也会发生智力低下。

胎儿在子宫里处于何种位置，对胎儿能否顺利娩出极为重要。如果胎儿头朝下，通过产道就比较容易，但如果胎儿的臀部朝下，就会造成胎儿通过产道困难。臀位产（即臀部先露，胎儿的臀部在孕妇腹部的下方，胎儿的头部在孕妇腹部的上方）很容易使脐带在母体的骨盆与胎儿的头之间被挤压，从而阻断来自母体的血液供应，容易使胎儿的大脑因缺氧而受到损伤。另外，横位产（即胎儿在孕妇的腹部呈横位）也可能使胎儿的大脑受损伤。

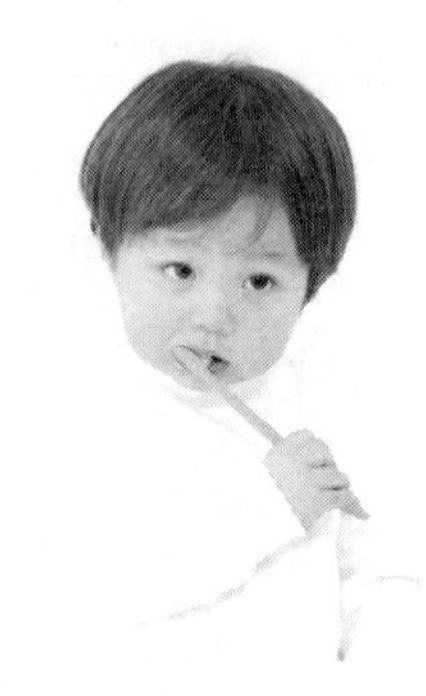

从前，横位产时母婴双方都难以存活，如今妇产科医学技术的进步可以使横位产变成顺位产，或借助于剖腹产的方法，解决危及母婴健康的问题。

（二）早产、低体重儿

所谓早产儿与低体重儿，是指妊娠时间不足 260 天、体重在 2500 克以下的新生儿。这种新生儿的神经系统往往有异常迹象。观察发现，轻度智力低下人群中，不少曾是早产儿。与此相关，我们发现，双胎中低体重儿的智力发展往往比正常体重儿缓慢得多，究其原因可能是低体重造成的。我国曾对因孕期营养不良所致的足月低体重儿进行长达 16 ~ 20 年的随访，发现智力低下者占 5.8%，而一般人群中智力低下者仅占 0.5%。此外，早产儿抵抗力差些，感染疾病的机会也多些。据统计表明，早产是我国脑瘫发生的最主要原因，发生率为 24.7‰，按我国每年出生早产儿 100 万计算，每年从早产儿中发现 2.47 万名脑瘫患儿。脑瘫一般与智力低下并行，因而早产儿成为智力低下者的可能性相对来说也大些。

（三）滥用催产素与过期产

临床实践中滥用催产素问题相当严重。使用催产素，目的在于促进子宫收缩，但是如果使用不当，子宫收缩后血管随之收缩，供给胎儿的血流量减少了，就会造成胎儿窒息缺氧，使其大脑发育受损，智力大受影响。所以，使用催产素应当慎重，必须随时检测，以保证安全。

当然也得注意，过期产（即妊娠满 42 周及以后的分娩称为过期产）也不好。过期产时孕妇的子宫收缩无力，届时再被动做剖腹产，胎儿缺氧持续几小时，弄得不好会导致缺氧缺血性脑病（hypoxic ischemic encephalopathy ，HIE），影响孩子日后的脑发育，最后很可能成为智力低下者。新生儿缺氧缺血性脑病是指围产期窒息导致脑的缺氧缺血性损害，患者常在生后 1 周尤其是在生后 3 天内出现一系列的脑功能障碍表现，如烦躁不安或嗜睡、吐奶、尖叫、抽搐等症状。轻症患者预后良好，病情危重者病死率高，幸存者可遗留后遗症，如智力低下、癫痫和脑性瘫痪等。

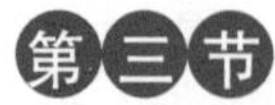

第三节 出生后哪些因素可引起智力障碍?

孩子降生以后，还有许多因素会造成智力低下。中枢神经系统感染（脑炎、脑膜炎）、脑外伤、中毒等均会影响婴儿的脑发育，出现智力与视、听、触觉障碍；严重缺乏早期适当刺激和教育的儿童，智力发育也会受到影响。

在轻度智力障碍的儿童中，社会文化或心理性病因占多数；在重度智力障碍儿童中，躯体性病因占多数。以下几类病因值得大家高度关注。

（一）高烧、惊厥

出生后感染是造成孩子智力低下的最常见因素。感染脑炎、脑膜炎后，患儿往往有高烧、惊厥等症状，这些症状显然对大脑发育不利，如反复发作，智力状况就会大打折扣。有人证明，一次惊厥发作对近期记忆力的影响，相当于脑震荡所致的损害；惊厥持续发作可造成严重脑损害，而致智力低下。因为脑组织在惊厥性放电时，有大量的神经元发生快速、反复的去极化，需消耗大量的能量维持钠－钾泵的功能，神经递质的合成与释放也增加，细胞代谢过程加快，而且惊厥时体温升高，肌肉抽搐也使全身代谢增加。有试验表明，高热可使动物脑代谢增加25%，这些活动所需能量比正常时高出 2～4 倍，最终结果造成脑的能量不足，这也是引起脑损伤的一个重要原因。也就是说，高热、惊厥给脑造成了最大的代谢负担。

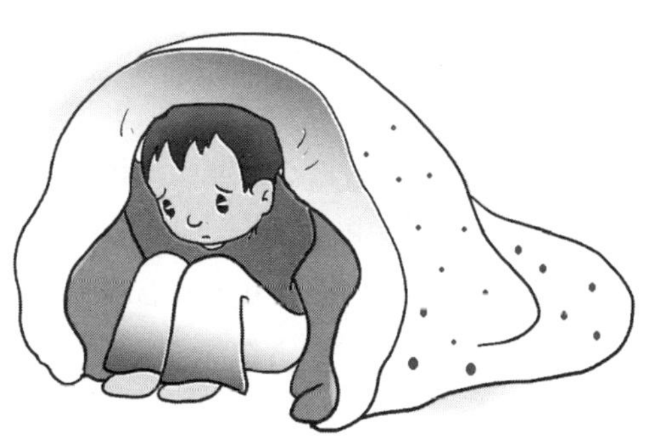

另外，惊厥引起的脑损伤和惊厥持续的时间及发生惊厥时的年龄有密切关系。小儿惊厥持续30分钟以上就可以发生神经元缺血性改变，而成人惊厥超过6小时才发生这种改变。这是因为婴幼儿时期脑组织代谢活跃，神经细胞处于生长、分化旺盛时期，正在发育的脑组织最易受损害，所以惊厥发病年龄越早，智力障碍的发生率可能会越高。

（二）新生儿溶血病

人的血型分为A型、B型、AB型、O型、Rh阴性与Rh阳性和其他好几种类型。母子由于遗传因素作用而血型不合，就会引发胎儿免疫型溶血性黄疸。一旦发生这种情况，患儿必须马上换血，不然就难以存活下来，即使存活下来也往往是智力低下的孩子。此病还没有很好的办法预防或控制。多数病例出生时颇像正常新生儿，并无明显贫血、水肿或肝脾肿大，可是1~2天后逐渐出现贫血和黄疸，且程度越来越严重，嗜睡，拒食，正常的拥抱反射消失，甚至出现抽搐、震颤等症状。新生儿溶血病者即使幸免于死，却难免会留下智力障碍的后遗症。

（三）脑积水

这是一种由于脑脊液循环受阻碍造成的疾病。患儿颅内脑脊液量增多，颅内压增高，脑脊液腔扩大，外观头颅相应增大，但脑实质却遭到挤压，脑结构出现异常，脑功能受到波及，导致智力障碍。

（四）中毒

日常生活中稍有不当，就可能发生中毒的危险，比如一氧化碳中毒就是较常见的一种。由于煤气灶漏气，或冬季使用火炉未安装排气管和烟囱，一氧化碳便会弥漫室内，儿童生活在这种环境里，就会受害。此外，铅中毒也影响脑发育，造成智力低下。据研究，血铅水平与智商之间存在负相关，血铅浓度越高，智商也就越低。儿童主要是通过接触玩具上的含铅油漆或颜料，吸入含铅量高的灰尘、汽车尾气与工业废气而摄入铅的。另外，农药中毒在农村往往较多，其主要原因是农药放置不当，遮掩不严，儿童用手抚摸后又去拿食物吃，或者直接误食导致中毒。农药中毒后，同样影响大脑发育，造成智力障碍。

（五）工业污染

工业废气使吸入者脑组织受损，因而造成智力低下。这种情况在大工业城市较多。1953 年，日本熊本县水俣湾附近渔村中有的居民突然四肢发麻、精神错乱、昏迷叫喊、尿便失禁、意识障碍而最终死亡。其原因是：该地河流上游有个氮肥厂，含汞废水进入水俣湾，河水中汞含量剧增，沉积在河沙中，其含汞量大大超过了人的耐受量。鱼类长期被含汞废水污染，当地居民吃了被污染的鱼，因而引起甲基汞中毒。1972 年据日本环境厅公布，水俣湾地区有汞中毒者 263 人，死亡 60 人，这就是震惊世界的水俣病事件。汞污染是甲基汞造成的，甲基汞具有毒性，且容易被生物体吸收，不容易分解，进入人体后积累在中枢神经系统，使脑组织损伤。我国松花江、杭州湾和东南沿海地区也发生过水中生物被汞污染的事件。随着工业化进程的加快，许多冶炼厂、造纸厂、农药厂、化工厂对环境的污染也成了中毒的源头，对智力的损害不容轻视。

（六）营养不良

智力发展是以脑的发展为生理基础的，人脑的发展水平愈高，一定程度上说对环境的变化愈敏感。自古以来，人们都有一种看法，认为营养的好坏直接影响一个人的身体发育，营养不良的儿童其生长发育的速度会大大减缓（尤其是体重），而且达到生理成熟的年龄也推迟。然而关于营养与智力的关系的研

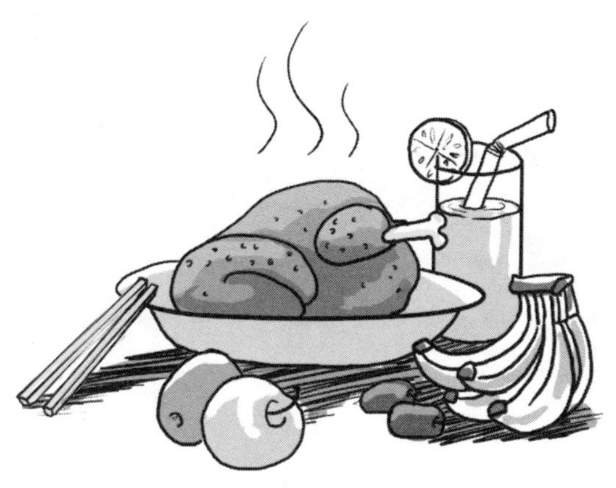

究，却是近几十年来的事。有人研究发现：在第一、第二次世界大战期间（1914～1918 年与 1939～1945 年），由于营养不良，儿童的发育速度普遍减慢。用这两个阶段的调查资料与 1919～1938 年（未发生世界大战）期间儿童的生长发育状况作比较就看得很清楚：生长于战争环境的儿童与生长于和平环境的儿童相比，前者由于营养不良，感知能力及记忆、思维能力都非常差，注意力也不集中，与人交往少，有明显的精神异常。有人调查贫困地区的儿童，发现他们由于食物供应不足，特别是蛋白质与维生素不足都会导致营养不良。一些疾病如代谢性疾病、消化性疾病、进食障碍等，也容易引起营养缺乏。不过，这种单纯由营养不良导致的智力障碍程度较轻，及时补充足量的营养后许多儿童的智力可恢复正常。

（七）环境不良和缺乏教育

一个人智力的发展除了先天的遗传因素外，更重要的还是环境因素和教育因素。婴儿如果缺乏母爱，在出生后头一年内受到的感觉刺激不足，以后又缺乏教育，其智力发展很可能落后。生活在良好环境中又受到早期教育的儿童，他们的智力发展水平通常比没有良好环境又缺乏早期教育的儿童明显好。郑子健等人在 1999 年曾对陕西省秦巴山区智力低下儿童的社会文化成因进行过调查。结果发现，社会文化条件落后、家庭养育方式存在缺陷、父母的文化程度较低、环境封闭是构成该地区儿童智力低下的主要原因。智力超常儿童虽然天赋较好，但无不是受到良好早期教育的结果。事实上，他们的智力水平之所以超过正常儿童，除了天赋，更取决于环境刺激和早期教育。同样，智力障碍的儿童，如果早期给以特殊教育，智力水平也

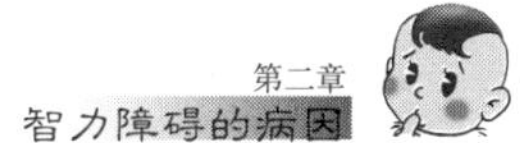

比没有接受过这种教育的同类儿童高。

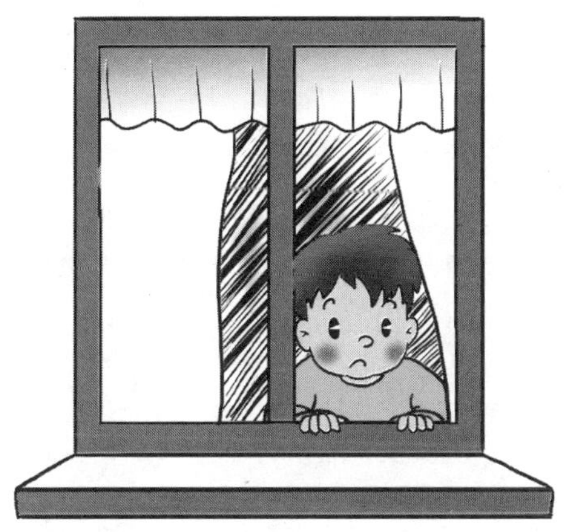

（八）外伤

除了以上因素，因碰撞、跌坠、交通事故等造成的头部损伤，也会影响大脑，甚至导致智力低下，所以要特别注意保证儿童的安全。

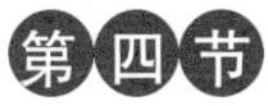

哪些情况属于原因不明的智力障碍？

儿童的智力障碍并不是总能找到确切原因的，这时，人们就习惯地将它归之为“原因不明”。

“原因不明”有两种情况：

一是无明显原因。的确有一小部分智力障碍患儿找不出明确的致病原因。这些智力障碍儿童往往病情较轻，在学前阶段无异常表现。比如，一个 7 岁的儿童，上小学后不会计算，言语能力也较差，因而才被发现智力低下。遗憾的是，父母亲仔细回忆从母亲怀孕起直到孩子入学前所发生的事，竟完全想不出是什么原因造成了孩子智力低下。

二是原因太多，无法准确断定哪个因素或哪类事件与孩子智力障碍直接相关。比如，一个 6 岁智力低下儿童上小学后，跟不上班内同学的学习进度，理解力差，毫无想象力。调查者向家长了解，母亲回忆说："他生下来就体弱，两三个月时发过几次高烧，抽过一两次风，当时没见什么异常。7 个月大时曾从床上摔下来过，没发现脑震荡迹象。2 岁左右被带到农村奶奶家抚养过一年零三个月，没有给予什么教育，回来送到街道幼儿园，但实际上是没有学会什么。2 岁 10 个月大时，曾被新年放鞭炮惊吓过。他 3 岁才会走路，4 岁半才开始说话，只能说简单的句子。"综合上述情况，很难说哪种因素是明确的致病缘由。

有人在 1998 年曾对 1194 例智力障碍儿童的病因进行深入分析，总结了儿童智力障碍的原因，出生前因素占 41.2%，出生时因素占 26.5%，出生后因素占 2.7%，原因不明者占 29.6%。其中，出生前因素中的遗传性疾病、染色体病，出生时因素中的出生窒息最易造成日后儿童智力障碍，造成智力障碍的生后因素多与感染、外伤有关。（表 2－1）

表 2-1　1194 例智力障碍儿童的病因分析

病因分类	例数	所占比例（%）
出生前因素：	492	41.2
1. 遗传性疾病	246	20.6
（1）染色体病	175	14.6
（2）苯丙酮尿症	17	1.4
（3）小头畸形	36	3.1
（4）脑积水	18	1.5
2. 家族性单纯性 MR	14	1.2
3. 怀孕期因素（妊娠 3 个月内）	232	19.4
（1）病毒感染	90	7.5
（2）一氧化碳中毒	7	0.6
（3）应用药物	81	6.8
（4）腹部遭 X 线辐射	3	0.2
（5）黄体酮保胎	51	4.3
出生时因素：	317	26.5
1. 出生窒息	188	15.7
2. 颅内出血	51	4.3
3. 产伤	32	2.7
4. 早产	46	3.8
出生后因素：	32	2.7
1. 脑炎后遗症	11	0.9
2. 脑病后遗症	6	0.5
3. 脑膜炎后遗症	2	0.2
4. 脑外伤后遗症	10	0.8
5. 黄疸后遗症	3	0.3
原因不明：	353	29.6
合计	1194	100

给智障儿童讲故事

对于智障儿童来说，由于他们的语言能力很低，缺乏逻辑思维和想象力，知识面又极其狭窄，对复杂故事的进程、情节很难理解，因此，大多数故事要留待智障儿童七八岁以后再教。给智障幼儿只能讲一些情节简单、人物很少、内容与日常生活中常碰到的事相似的故事。

(1) 在会说大约20首儿歌以后再讲故事。

(2) 选择情节简单、直线进行的故事，也可以自编或改编故事。比如，小白兔到森林中去采野果，碰见山羊公公了，山羊公公问它："你干吗去呀?"小白兔说："我去采果子。"山羊公公说："好孩子，你真爱干活。"刚开始讲时，故事可以到此就结束。如果在你讲的故事中，小白兔既碰见山羊公公，又碰见松鼠弟弟，还要碰见母鸡大妈等等，智障孩子就会糊涂，而且他的注意力也很难集中那么长的时间。

(3) 轻度弱智的孩子可以理解含有两个转折的故事，如碰见山羊公公，又碰见松鼠弟弟。

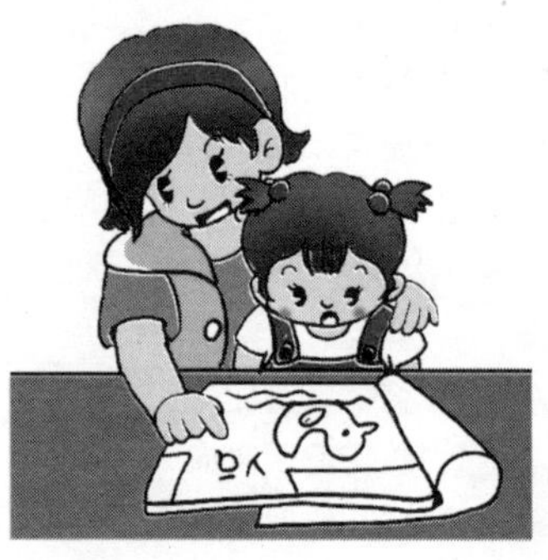

(4) 必须借助于图片。没有图片，他们是不能理解的。

(5) 语气和表情要夸张，可以加强象声词和使用实物道具，以加深孩子的印象。

第三章

智力障碍相关疾病及其防治

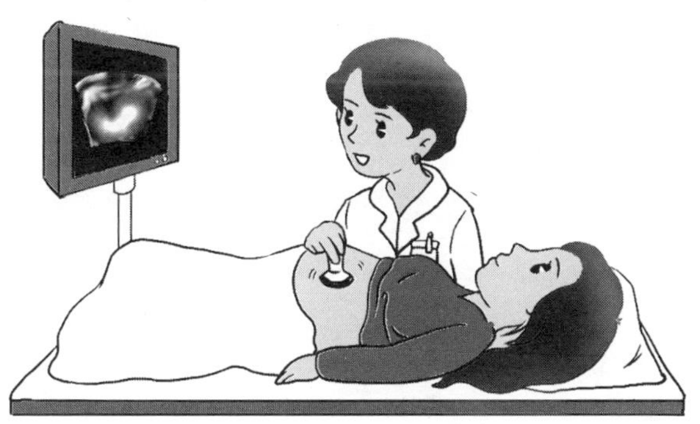

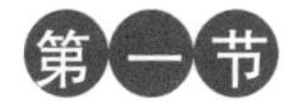

新生儿缺氧缺血性脑病

新生儿缺氧缺血性脑病（hypoxic - ischemic encephalopathy，HIE）是指围产期缺氧缺血所致的新生儿脑损伤，是导致新生儿死亡和发生后遗症的重要原因之一。由于新生儿脑组织未发育成熟，代偿能力较差，易受到各种因素的损伤，尤其是缺氧缺血等因素。近年我国的新生儿缺氧缺血性脑病发生率有了一些变化：在城市由于围产期保健和窒息复苏工作做得比较好，发生率呈下降趋势；而在农村、基层，发生率仍然比较高。由于新生儿缺氧缺血性脑病的后遗症多为智力障碍、癫痫、脑瘫等严重问题，医生、家长、社会对此非常重视，也非常担心。

一、造成缺氧缺血性脑病的常见原因有哪些？

引起新生儿缺氧或/和缺血的各种疾病都可能是 HIE 的病因，其中围产期窒息最为常见。在新生儿缺氧缺血性脑病病因中，产前和产时窒息分别占 50% 和 40%，出生后的原因约占 10%。引起缺氧的病因有：围产期窒息、反复呼吸暂停、各种严重呼吸道疾病等。缺血的病因有：心跳呼吸骤停、大量失血、休克、重度心力衰竭等。

在导致新生儿缺氧缺血性脑病的病因中，农村、基层的主要问题是围产期保健制度不完善、出生时没有做好窒息复苏及家庭接生等问题，城市的主要问题是孕期合并症与产科合并症。

二、新生儿缺氧缺血性脑病的诊断依据

新生儿缺氧缺血性脑病最重要的诊断依据是病史和临床表现，如是否发生过窒息和其他缺氧缺血情况，窒息缺氧的经过和严重程度，以及复苏情况等，对诊断都是非常重要的。病情发展变化，出生后12～24小时内出现神经系统症状，根据意识情况、肌张力改变情况、原始反射是否异常、惊厥和脑干受损等表现作出临床诊断，并根据严重程度分为轻、中、重三度。

在进行临床评估的同时，要做一些必要的检查，进一步判断脑损伤的程度及对预后进行评价。

（1）影像学检查：①头颅超声检查。②头颅CT检查。③头颅磁共振成像（MRI）。

（2）脑功能及脑血流检查：①脑电图检查。②脑干诱发电位检查。③多普勒超声脑血流速测定。

（3）神经行为评估：根据患儿年龄选择相应的评估方法，对患儿的神经行为进行评估，并定期随访，根据结果观察病情变化，判断发生后遗症的可能性。

三、新生儿缺氧缺血性脑病一定有后遗症吗?

新生儿一旦发生缺氧缺血性脑病，家长会非常担心，害怕会影响孩子的智力，以至于家长遇到缺氧缺血性脑病时会坚决放弃抢救。缺氧缺血性脑病对孩子的近期和远期影响有哪些?对孩子智力的影响有多大?导致智力低下的比例究竟有多高?

新生儿缺氧缺血性脑病的常见后遗症有智力问题（如学习

困难等智力障碍）、癫痫、行为问题、脑瘫等，这在新生儿早期确实很难准确判断。在诊断新生儿缺氧缺血性脑病时，应该对其严重程度进行评估。一般认为，轻度缺氧缺血性脑病的患儿后遗症发生率非常少见，即使发生，程度也很轻微，家长不必过分担心，更不必放弃抢救。中度缺氧缺血性脑病患儿有一部分发生后遗症，但后遗症的严重程度差别非常大，一些较轻的后遗症经过积极的康复治疗，可以康复，因此也不要轻易放弃，要积极治疗，同时密切观察病情发展。重度缺氧缺血性脑病患儿后遗症发生率比较高，那些脑干严重损伤、频繁惊厥、长时间昏迷、肌张力低下的病例，常发生严重后遗症。

四、缺氧缺血性脑病有比较好的治疗方法吗?

新生儿缺氧缺血性脑病是一个多环节、多因素的病理生理过程。患儿对缺氧的耐受力差异很大，因此，新生儿缺氧缺血性脑病的治疗应当根据病人的特点，在缺氧缺血的不同阶段进行针对性的个体化联合治疗，以提高疗效。

新生儿缺氧缺血性脑病的根本问题是神经细胞的死亡，使已经死亡的神经细胞恢复生命是非常困难的，虽然神经科学发展很快，很多研究显示神经细胞可以再生；对干细胞、神经生长因子的研究也很多，但毕竟还处于起步阶段，还需要做大量的多中心随机对照临床研究。由于还没有特别有效的治疗方法，各种探索性的治疗比较多。近年来我们惊喜地看到，医学界已经取得了长足的进步，各种类型的缺氧缺血性脑病救治均取得了成功。另外，因为0～2岁小儿大脑处于快速发育的灵敏期，可塑性强，因此对诊断为缺氧缺血性脑病的患儿尽早开始感知刺激和动作训练，借助于康复干预手段，促进脑结构的发育和功能代偿，有利于患儿的康复和减轻后遗症。

五、新生儿缺氧缺血性脑病康复的几率是多少?

康复问题要看缺氧缺血的严重程度及临床症状持续的时间。从理论上讲，轻度缺氧缺血不留后遗症，中度缺氧缺血约50%左右有后遗症，重度缺氧缺血死亡率高，即使成活，留有后遗症的几率也很大。由于新生儿缺氧缺血性脑病的分度主要依据主观指标，所以会有偏差，重度偏重者，留后遗症的几率就较大。另外，还可参考头颅CT和脑电图结果。一般来说，临床表现重，如频繁抽搐且药物不易控制、昏迷、反射消失、长时间不会吃奶及呼吸抑制、头颅CT广泛低密度、一周后脑电图明显异常者，留有后遗症的可能性大。

新生儿缺氧缺血性脑病是新生儿期最常见的中枢神经系统疾病，是围产期脑损伤最常见的原因，是新生儿致残和死亡的主要原因之一。目前，由于新生儿缺氧缺血性脑病的发病机制尚未完全阐明，还没有一种肯定的特效疗法，仍采取以支持治疗为主的综合治疗方法。

新生儿缺氧缺血性脑病在很大程度上是可以预防的，应重点做好以下几方面的工作：①健全围产期保健制度，完善产前检查，尤其是农村和山区的孕妇，要及时发现孕母和胎儿的问题并且及时治疗。这是预防新生儿缺氧缺血性脑病的第一关，也最为重要。②妥善处理孕妇合并症和各种产科合并症。产科合并症常危及胎儿和新生儿，是导致新生儿窒息的重要原因。③新生儿科医师要熟练掌握窒息复苏技术。

尽管各方面工作都努力做好了，仍然会有部分病例发生窒息和缺氧缺血性脑病，发达国家也是如此，因此，这方面的任务还非常艰巨。

六、新生儿缺氧缺血性脑病的预防

本病的预防重于治疗，一旦发现胎儿宫内窘迫，立即为产妇供氧，并且做好新生儿的复苏和供氧准备。新生儿出生后宜平卧，头部稍高，少扰动。

（1）在分娩过程中要严密监护胎儿心率，定时测胎儿头皮血 pH 值和做血气分析，发现宫内窘迫须及时给氧及静注葡萄糖等药物，并选择最佳方式尽快结束分娩。

（2）生后窒息的新生儿，要力争在5分钟内建立有效呼吸和完善的循环功能，尽量减少生后缺氧对脑细胞的损伤。

（3）对窒息复苏后的新生儿，要密切观察神经症状，监护各项生命体征，一旦发现有异常神经症状，如意识障碍、肢体张力减弱以及原始反射不易引出，便应考虑本病的诊断，及早给予治疗，以减少存活者中后遗症尤其是智力障碍的发生率。

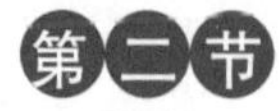

第二节 核黄疸

一、什么是核黄疸？

核黄疸是由于胆红素沉积在基底神经节和脑干神经核而引起的脑损害，又称胆红素脑病，因为尸检中发现下丘脑核被黄染而这样命名。

二、核黄疸的病因有哪些？

胆红素能紧紧地结合在血清白蛋白上，而不能自由通过血脑屏障。只要白蛋白上有胆红素结合位点就不会引起核黄疸。血清胆红素显著升高，血清白蛋白浓度低或血清中有与胆红素竞争白蛋白结合位点的物质，如游离脂肪酸，氢离子，某些药物包括磺胺药、头孢菌素和阿司匹林，均可增加发生核黄疸的危险性。早产儿由于血清白蛋白浓度低而处于发生核黄疸的危险之中。在饥饿，败血症，呼吸窘迫

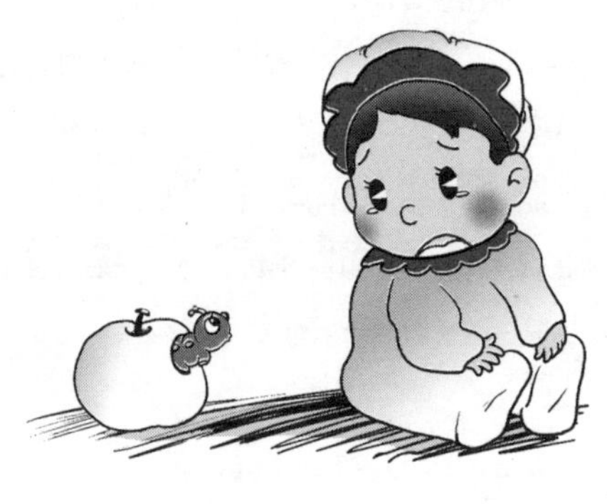

或代谢性酸中毒的新生儿血清中，竞争性分子（如游离脂肪酸和氢离子）可能升高，这些情况使处于任何血清胆红素水平的新生儿都有发生核黄疸的危险。

三、核黄疸的症状和体征

足月儿早期症状为嗜睡、进奶差伴呕吐，接着可发生角弓反张、眼球凝视、惊厥和死亡。在早产儿中，核黄疸可能并不表现出可被认识的临床体征。核黄疸可导致以后儿童期的智力发育迟缓，手足徐动样大脑瘫痪，感觉神经性听力丧失和眼球向上凝视的麻痹，尚不明确减轻胆红素脑病的程度是否能减轻神经系统的损害（如感知－运动障碍和学习困难）。重症核黄疸尚可出现硬肿、鼻孔流血性泡沫，并发弥漫性血管内凝血或中枢性呼吸衰竭而死亡。

没有一种可靠的实验能确定某一新生儿发生核黄疸的危险，确诊是通过尸体解剖。

四、怎样预防和治疗核黄疸?

预防高胆红素血症的发生是预防核黄疸的要点。做好产前检查和宣教工作，预防早产和难产，对疑有溶血病病史者，做好换血准备，临产前不滥用维生素 K 和磺胺类药。对出生后新生儿动态监测胆红素变化。在临床确立的换血胆红素水平以及出现了任何提示早期核黄疸的临床体征时，应进行换血。核黄疸尚无治愈方法，治疗仅属于对症。

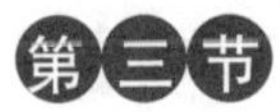

第三节 癫　痫

一、什么是癫痫?

癫痫俗称羊角风，是小儿神经系统的常见病之一。是由于多种原因引起的一种脑功能障碍综合征，其特征是脑内神经元群异常的超同步化放电引起的突然暂时性脑功能紊乱。癫痫的临床表现形式多样，常见的有意识改变或意识丧失，部分或全身肌肉强直或阵挛性抽搐和感觉异常，也可有行为异常、情感异常和精神异常，以及自主神经功能紊乱。

二、常见的小儿癫痫有哪些?

（1）伴中央－颞区棘波的小儿良性癫痫。

（2）枕区放电的小儿癫痫。

（3）小儿慢性进行性持续部分性癫痫。

（4）颞叶性癫痫。

（5）小儿失神性癫痫。

（6）少年肌阵挛性癫痫。

（7）觉醒时全身强直－阵挛性癫痫。

（8）婴儿痉挛。

（9）Lennox－Gastaut 综合征，又称儿童期弥漫性慢棘－慢波（小发作变异型）癫痫型脑病。

（10）获得性失语性癫痫。

三、癫痫的主要临床表现

癫痫发作时的表现多种多样，但都具有突发突止和周期性发作的特点。小儿科常见的有大发作、失神小发作及小儿良性癫痫。大发作时患儿突然神识丧失，呼吸暂停，面色青紫，瞳孔散大，四肢强直，双手握拳，然后转入阵发性抽搐，口吐白沫，发作一般持续 1～5 分钟。失神小发作的小儿表现为突然意识丧失，活动中断，两眼凝视或上翻，但不跌倒，不抽搐，历时 1～10 秒钟，发作后意识很快恢复。小儿良性癫痫发作时多为一侧面、唇、舌的抽动，可伴有该部位的感觉异常，不能说话，流涎，一般神志清楚，夜间发作多，但其预后比较好。

四、什么是癫痫持续状态？有哪些特点？

癫痫持续状态（status epilepticus，SE）指一次癫痫发作持续 30 分钟以上；或反复多次发作 30 分钟以上，且发作间期意识不恢复。

惊厥性癫痫持续状态最常见，占小儿全部癫痫持续状态的 75% 以上，主要表现为持续性阵挛，易发生脑损伤。非惊厥性癫痫持续状态多见于 Lennox - Gastaut 综合征，表现为不典型失神发作，长时间意识混乱，可伴肌阵挛或失张力发作。有时复杂部分性癫痫也可呈持续状态，表现为精神错乱、自动症或行为异常等。癫痫患儿出现持续状态常可找到诱因，如突然停药、更换药物不当、感染、高热等。原无癫痫病史的患儿发生癫痫持续状态多与急性脑损伤有关，如颅内感染、中毒、外伤、急性脑病、脑血管意外等。高热惊厥也可出现癫痫持续状态。癫痫持续状态是小儿急症，需及时处理。

五、哪些原因可以引起癫痫?

1. 产前因素

（1）遗传：遗传性癫痫，主要在 5 ~ 15 岁之间发病，以大发作和失神小发作为主。先天性代谢异常，常见的有苯丙酮尿症和枫糖尿病、糖尿病、低血糖、脑白质营养不良，家族遗传性疾病有肌阵挛性癫痫。

（2）先天脑结构异常：脑发育缺陷、脑血管畸形、脑穿通畸形等。

（3）宫内感染：病毒性脑炎、弓形体脑病、细菌及结核病菌感染等。

（4）母亲疾患：妊娠出血症、慢性肾炎、糖尿病、各种中毒、外伤等。

2. 围产期因素

产伤、缺氧、感染、黄疸、早产、代谢异常。

3. 产后因素

新生儿中枢神经系统感染、脑外伤、先天性心血管畸形、高血压脑病、变态反应性疾病、热惊厥、缺氧缺血性脑病、低血钙、低血镁、甲状腺功能低下、维生素 D 缺乏、维生素 B_6 依赖症等。

六、癫痫病人可否生育?

癫痫虽有遗传性，但对下一代的影响不是百分之百的。一般说来，癫痫病人的子女只有5%发生癫痫，因此癫痫病人是可以生育的。我国法律也未明令禁止癫痫病人生育。但从优生学的角度考虑，癫痫病人最好避免与惊厥阈值低的人（包括癫痫病人和有高热惊厥史者）结婚，癫痫病人应在病情稳定，基本控制发作后再生育。

七、癫痫患儿存在智力障碍吗?

癫痫病对高级神经功能的损害作用较大，尤其是可能导致智力障碍问题。早在19世纪中期就有学者注意到癫痫患儿的智力问题，并明确指出，部分患者存在着不同程度的智力缺陷。近年来，随着医学的发展，对癫痫与智力发展的关系有了较深入细致的研究。

据国内一项流行病学调查统计，在85 170名0～14岁儿童中，共查出癫痫患儿294例，患病率3.45‰。在294例癫痫患儿中，智力低下者99例，占33.7%。另据北京医科大学报道，在481例癫痫患儿中，有53.4%患儿有不同程度的智力低下，而且智商水平有逐年下降的趋势。

八、如何预防癫痫的发生?

应当针对癫痫的病因进行根治和预防。遗传因素使某些儿童具有惊厥易感性，在各种环境因素的促发下而有癫痫发作。对此，要特别强调遗传咨询的重要性，应详细地进行家系调查，了解患者的双亲、同胞和近亲中是否有癫痫发作及其发作特点，是否有高热惊厥病史，对其同胞、后代和其他亲属可能的发病率进行粗略估计，并注意结婚生育问题，力争避免癫痫患儿的出生，提高人口素质。对能引起智力低下和癫痫的一些严重遗传性疾病，应进行产前诊断或新生儿的早期筛查，以决定是否终止妊娠或早期进行治疗。

对于继发性癫痫，应预防其明确的特殊病因：

产前注意母体健康，减少和防止感染、营养缺乏及各系统疾病，使胎儿少受不良因素的影响。

防止分娩意外。新生儿产伤是癫痫发病的重要原因之一，避免产伤对预防癫痫有重要意义。如果能够定期孕检，科学接生，及时处理难产，就可以避免或减少新生儿产伤。

对于婴幼儿期的高热惊厥要给予足够重视，尽量避免惊厥发作，发作时应立即用药控制。对小儿中枢神经系统各种疾病要积极预防，及时治疗，减少后遗症。

做好孕妇的保健工作，重视养胎、护胎对于预防癫痫有重大意义，因为有些癫痫在小儿出生后不久发病，很多是由于妇女在妊娠期间不注意精神调养、不加强膳食营养等人为因素造成的，所以古人有癫痫发生于“胎中”之说。因此，要注意养胎、护胎，这样不仅可以使母亲身体健康，也可以使胎儿发育良好，免于先天不足导致出生后易发癫痫。

21 三体综合征

一、什么是21三体综合征?

21三体综合征又称先天愚型或Down综合征，属常染色体畸变，是小儿染色体病中最常见的一种，活婴中的发生率约为1/800～1/600，孕母年龄越大发病率越高，60%胎儿在早期即夭折流产。21三体综合征包含一系列的遗传病，其中最具代表性的第21对染色体的三体现象，会导致学习障碍、智力障碍和畸形。这个病以首次描述它的病理的英国医生唐·约翰·朗顿（John Langdon Down）的名字而命名为唐氏综合征。

二、导致21三体综合征的因素

导致21三体综合征的原因是多方面的，其中非常重要的原因是母亲受孕时年龄过大。母亲的两条21号染色体在减数分裂时不分离，都传给了子女，再加上来源于父亲的1条21号染色体，形成21三体综合征。其他因素还包括放射线辐射、病毒感染、化学污染和遗传因素等。在遗传方面，尽管大部分儿童父母的染色体是正常的，但也有少数父母具有特殊的异常染色体——染色体平衡易位。父母本身无症状，异常的染色体遗传给子女后却导致21三体综合征。

三、21 三体综合征的临床表现

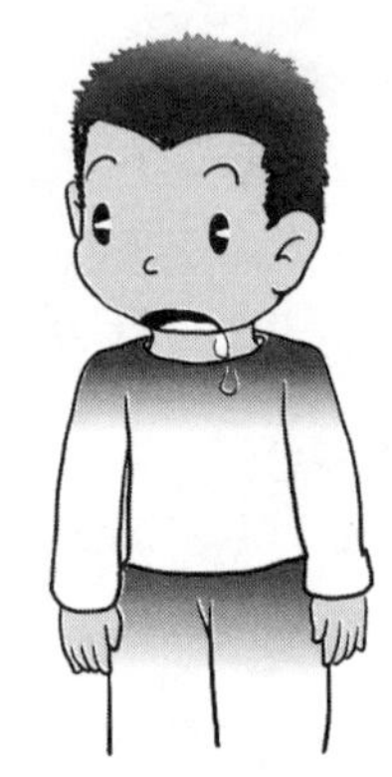

21 三体综合征患儿的主要特征为智力低下、体格发育迟缓和特殊面容。患儿眼距宽，鼻梁低平，眼裂小，眼外侧上斜，有内眦赘皮，耳位低，外耳小，硬腭窄小，舌常伸出口外，流涎多；身材矮小，头围小于正常，骨龄常落后于年龄，出牙延迟且常错位；头发细软而且较少；四肢短，由于韧带松弛，关节可过度弯曲，手指粗短，小指向内弯曲，通贯掌常见，第一、第二趾间距宽等。

患儿在出生时即已有明显的特殊面容，且常呈现嗜睡和喂养困难。随着年龄的增长，孩子的智力低下表现逐渐明显，智商一般在 25 ~ 50 之间，动作发育和性发育都延迟。约 30% 患儿伴有先天性心脏病等其他畸形。因免疫功能低下，易患各种感染性疾病，白血病的发生率也增高 10 ~ 30 倍。这些孩子如存活至成人期，则常在 30 岁以后出现老年性痴呆症状。

四、21 三体综合征的预防

提倡适龄结婚生育，避免高龄妊娠导致的染色体异常。远离放射性物质，避免化学污染，加强锻炼，减少病毒感染。子女患有 21 三体综合征的父母应进行染色体核型分析，以排除染色体平衡易位的可能。孕期可行 B 超检查及唐氏筛查。如为高风险者，以及父母本身为染色体平衡易位的携带者，应行产前诊断，进行羊水细胞或绒毛膜标本的染色体核型分析。

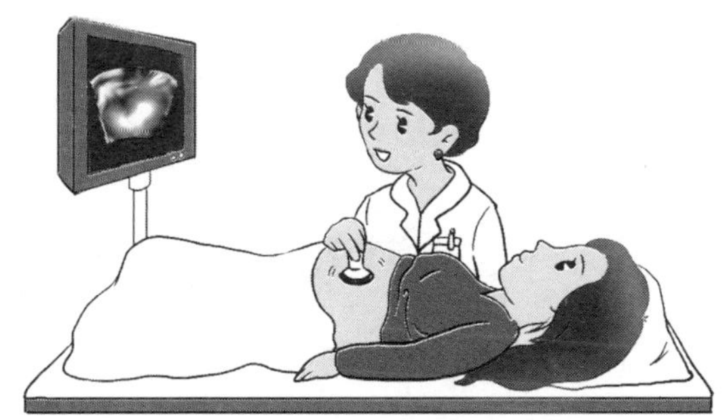

专家提醒，下列 7 类夫妻属高发人群：

（1）妊娠前后，孕妇有病毒感染史，如流感、风疹等。

（2）夫妻一方染色体异常。

（3）夫妻一方年龄较大。

（4）妊娠前后，孕妇服用致畸药物，如四环素等。

（5）夫妻一方长期在放射性荧屏或污染环境中工作。

（6）有习惯性流产史、早产史或死胎史的孕妇。

（7）夫妻一方长期饲养宠物。

五、21 三体综合征的治疗与预后

对于 21 三体综合征，目前还没有有效的治疗方法，重点是对此类儿童进行教育和训练。虽然儿童有智力障碍，但他们还有一定的记忆力，善于模仿别人，应根据儿童的爱好与智力水平提供特殊的教育，尽量使患儿日后能够生活自理、从事一些简单的工作。对于合并的其他疾病，如先天性心脏病、消化道畸形、感染等，应及早诊治，对延长患儿的寿命、提高患儿的生活质量非常重要。据统计，大约25%～30%的患儿在1岁内死亡，大约一半的患儿在5岁内死亡，能活到40岁以上者约占10%，部分患者可以活到50～60岁。他们的死因常常与先天性心脏病、呼吸道感染、白血病等有关。

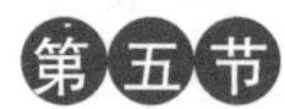

头小畸形

一、什么是头小畸形？

头围较正常小儿低2个标准差（S. D）以上时，方能诊断为头小畸形（microcephaly）。

二、引起头小畸形的原因

引起头小畸形的原因很多，妊娠早期各种有害因素（感染、营养不良、中毒、放射线）均有可能影响胎儿颅脑的发育。代谢异常、染色体畸变（如21三体、18三体、13三体或其他异常）也常合并头小畸形，还有一些家族遗传性头小畸形，这些被称为原发性头小畸形。出生时或生后各种原因（缺氧、感染、外伤）也可引起脑损伤和脑萎缩，而使头围变小，这些被称为继发性头小畸形。

三、头小畸形的诊断

有些头小畸形者的颅脑虽然小，但形态正常；另一些则有明显的畸形或伴有扩大的脑室。

头小畸形的病儿头顶部小而尖，前额狭窄，颅穹窿小，枕部平坦，面部及耳部看起来相对较大，前囟及骨缝闭合过早，可有骨间嵴。

头小畸形患儿体力发育和智力发育往往落后，但并非所有头小畸形的患儿均伴有智力低下，大约有 7.5% 头围低于正常 2 ~3 个标准差的小儿智力正常。部分患儿合并惊厥和/或脑性瘫痪。CT 检查可见脑萎缩、脑室及蛛网膜下腔增宽，也有患儿仅表现为脑体积小而其他结构正常。

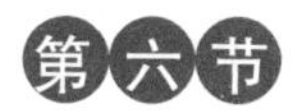

脆性 X 综合征

一、什么是脆性 X 综合征?

1969 年，Lubs 在一个 X 连锁智力低下家庭的某些成员中首先发现 X 染色体末端有特殊结构，于是称之为“标记 X 染色体”。此后证实“标记 X 染色体”的存在与智力低下有关，这种疾病被称为脆性 X 综合征。它的发现是智力低下研究中的一个重大突破。脆性 X 综合征的发病率仅次于先天愚型，占遗传性智力障碍的第二位，多见于男性。

脆性X综合征属基因缺陷性疾病，这种基因缺陷将导致对大脑发育有重要作用的一种蛋白质的减少或缺失。脆性X综合征是男性智力障碍最常见的病因，临床表现为重度智力障碍，精神发育迟缓，语言障碍和行为异常。女性患者表现为轻度智力障碍和高度紧张的气质。成年男性患者有特殊体貌：脸狭长、下颌和额头突出、眼距短、大耳、高腭弓、相对大头、身材高大及大睾丸。部分患者有肌张力低下、关节松弛。脆性X综合征儿童出生体重常较大、前囟大、头围相对较大。这些特征一般随年龄增长而逐渐明显，单靠外貌作出诊断不一定准确。

脆性X综合征患者常有认知、交流和行为障碍，在婴幼儿期有明显的发育迟缓，平均10个月才会独坐，20个月才会走路及说简单语言。大部分脆性X综合征男童的智商在20～70。患者还常常有焦虑、多动、害羞、逃避目光接触等行为，严重者甚至有孤独症样行为。

患病女性通常在外貌上只有轻微改变，如尖脸、大耳；认知和行为方面的异常也较男性轻。

二、脆性X综合征的发病率

据国外统计，脆性X综合征男性发病率约为1/4000，女性发病率约为1/8000。对我国5个城市的调查发现，脆性X综合征在智障患者中的发病率约为2.8%。

三、脆性 X 综合征的预防

（一）进行分子遗传学检查

脆性 X 综合征是 X 连锁不完全显性遗传病，主要依靠临床症状和分子遗传学检查明确诊断。

美国医学遗传学协会建议对下列人群进行脆性 X 综合征分子生物学诊断：

有智障、发育迟缓或孤独症的男性或女性患者，特别是有任何脆性 X 综合征体格或性格异常征象者。

有脆性 X 综合征家族史者。

男性或女性亲属中有未明原因的智障者。

（二）应寻求生育咨询者

有脆性 X 综合征家族史者；病因不清的智力障碍家族史者。

已明确母亲为基因突变携带者的胎儿。

细胞遗传学检查结果与表型不一致者，包括临床高度提示脆性 X 综合征但细胞遗传学检查阴性，或细胞遗传学检查阳性但临床症状不典型者。

（三）预防方法

当证实孕妇为基因突变携带者时，可采用产前诊断的方法，提前中止妊娠，以避免脆性 X 综合征儿的出生。

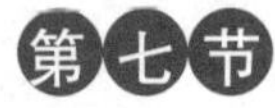

小儿甲状腺功能低下

小儿甲状腺功能低下（简称小儿甲低），一般可分为先天性甲低和获得性甲低两类。容易造成智力低下的多见于先天性甲低。获得性甲低也可为先天性甲低的一部分，多在两岁以后出现症状，但以神经运动障碍为主要表现。二者的临床与预后截然不同。下面我们重点谈一下小儿先天性甲低。

一、小儿先天性甲低的病因

小儿先天性甲低主要和母亲怀孕期间胎儿甲状腺发育异常有关。其次为胎儿甲状腺素合成障碍、转运缺陷或胎儿对自身产生的甲状腺素不敏感所致。少数原因为暂时性或一过性甲低，主要发生于新生儿期。

二、小儿先天性甲低的临床表现

（1）新生儿期：大后囟（出生后后囟门不闭合，而且常 > 0.5cm）、超体重（常 > 4kg）、难喂养（吸吮无力）、低体温、黄疸重、少排便（易便秘）。

（2）婴儿期：大舌头、凸肚脐（脐疝）、干皮肤、枯毛发、塌鼻梁、宽眼距、多智障。

三、小儿先天性甲低的诊断与治疗

目前我国已普及新生儿先天性甲低的筛查，在生后3～5天由足跟采血进行。如血中甲状腺素呈低值，绝大部分可以确诊。一经诊断应及时进行甲状腺制剂治疗，可以挽救孩子的智力，改善其他症状与体征，所以说这一点非常重要。

四、小儿先天性甲低的预后

小儿先天性甲低预后的好坏取决于治疗的早晚。若能在新生儿期开始治疗，完全有可能使小儿智力发育达到正常水平。另外预后还取决于病因和诊断时的骨龄，病因中“异位甲状腺”（甲状腺长在了其他部位如舌下）所致者预后最好，骨龄大的患儿，智力发育希望较大。

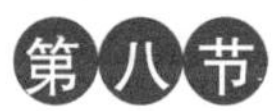

第八节 苯丙酮尿症

一、什么是苯丙酮尿症？

苯丙酮尿症是一种常见的氨基酸代谢病，是由于苯丙氨酸代谢途径中的酶缺陷，使得苯丙氨酸不能转变成为酪氨酸，导致苯丙氨酸及其酮酸蓄积，其代谢物从尿中大量排出。本病属常染色体隐性遗传，其发病率随种族而异，美国约为1/14000，日本约为1/60000，我国约为1/16500。

二、苯丙酮尿症的临床表现

出生时患儿正常，随着进奶时间的延长，一般在3~6个月时即可出现症状，1岁时症状明显。

（1）神经系统：早期可有神经行为异常，如兴奋不安、多动，或嗜睡、萎靡，少数呈现肌张力增高，腱反射亢进，发生惊厥（约25%），继之智力发育落后日渐明显，80%有脑电图异常。BH_4（四氢生物蝶呤）缺乏型的神经系统症状出现较早且较严重，常见肌张力低下、嗜睡、惊厥，如不给予治疗，常在幼儿期死亡。

（2）外貌：因黑色素合成不足，在生后数月毛发、皮肤和虹膜色泽变浅。皮肤干燥，有的常伴湿疹。

（3）其他：由于尿液和汗液中排出苯乙酸，所以呈特殊的鼠尿臭味。

三、孩子为何会患上苯丙酮尿症?

苯丙酮尿症是一种常染色体隐性遗传病，是从父母双方那里遗传而来的。当孩子被诊断为苯丙酮尿症时，很多家长都会反问："我们夫妇双方的家族中都没有苯丙酮尿症患者，怎么会是遗传而来的?"这需要从常染色体隐性遗传的特点说起。人体的每种基因都有两个等位基因，在常染色体隐性遗传性疾病中，只有其中一个基因出错时不会发病，两个基因都出错时才发病。

苯丙酮尿症儿童的父母都是这种基因的携带者，即各有一个正常的基因和一个出错的基因，他们无症状。当父母双方都把那个出错的基因遗传给孩子时，孩子获得了两个出错的基因，就会患病。这种病的遗传几率为25%，即他们的每一胎都有1/4的患病可能，另外有1/2可能与父母一样携带一个出错的基因，还有1/4可能两个基因都是正常的。这种遗传几率对每一胎来说都是一样的，并不因为已经生出了一个患有苯丙酮尿症的孩子而有所改变。

四、苯丙酮尿症为何会影响到神经系统？

在正常情况下，摄入体内的苯丙氨酸在苯丙氨酸羟化酶的作用下，首先转化为酪氨酸，然后进一步代谢为甲状腺素、多巴胺、去甲肾上腺素、肾上腺素等。苯丙氨酸羟化酶缺陷导致上述化学物质的减少以及苯丙氨酸在体内的蓄积。甲状腺素、多巴胺、肾上腺素等在脑发育及正常脑功能的维持上具有极其重要的作用，而苯丙氨酸的持续蓄积对神经系统又有着严重的毒性作用，因而，患苯丙酮尿症的人会出现智力发育落后、惊厥发作等神经系统症状。

五、苯丙酮尿症患者可以生小孩吗？

低苯丙氨酸饮食治疗已经开展多年，经过科学的饮食控制，患者的智力、运动功能可以完全正常，其中有些人已达到生育年龄，他们是否可以生育的问题越来越受到关注。

首先，从遗传学角度来说，其后代患病风险要高于正常人。

当其配偶是正常人时，他们的子女都是携带者，不是患者；当其配偶为携带者时，其子女有50%可能为患者，50%为携带者；如果配偶也是苯丙酮尿症患者，那么他们的子女就都是苯丙酮尿症患者。由于人群中苯丙酮尿症基因携带者的几率是1/50，所以其配偶有1/50的可能是苯丙酮尿症携带者，他们的子女患苯丙酮尿症的几率是1/100。

其次，如果女性是苯丙酮尿症患者，应当在其受孕前即进行相关治疗。此类女性妊娠期间如不合理控制饮食，极易发生流产、死胎、宫内发育异常等，所生婴儿常有智力障碍、小头畸形、先天性心脏病等。所以，苯丙酮尿症女性应在妊娠前半年直到分娩，严格进行膳食控制，定期监测苯丙氨酸的含量。

六、如何预防苯丙酮尿症?

避免近亲结婚。开展新生儿筛查，以早期发现，尽早治疗。对有本病家族史的孕妇必须采用DNA分析或检测羊水等方法对其胎儿进行产前诊断。

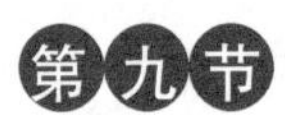
第九节

Rett综合征

一、什么是Rett综合征?

Rett综合征是一种严重影响儿童精神运动发育的疾病，

由奥地利医生 Andreas Rett 于 1966 年首先报道，因此得名。本病目前尚无统一的中文译名。Rett 综合征的发病率为 1/万～1/1.5 万。临床特征是多为女孩起病，呈进行性智力下降，孤独症行为，手的失用、刻板动作及共济失调。

二、Rett 综合征有哪些临床表现？

Rett 综合征的临床表现具有一定的阶段性，并与年龄相关，共分为四期：

Ⅰ期：为发育早期停滞期。自 6～18 个月发病，持续数月。表现为发育停滞，头部生长迟缓，对玩耍及周围的环境无兴趣，肌张力低下。

Ⅱ期：为发育快速倒退期。自 1～3 岁，持续数周至 1 年。出现手的刻板动作，包括搓手、绞手、拍手、洗手样动作，吸吮手指，单手的手指搓动等，入睡后以上动作消失。阵发性呼吸节律异常，如过度通气、屏气、呼吸频率增快等。逐渐出现步态不稳，运动困难；睡眠紊乱，情绪不稳定；大约一半儿童出现惊厥。

Ⅲ期：为假性静止期。自 4～7 岁，可持续数年。临床表现相对稳定，孤独症样行为、情绪的异常得到改善，手的失用、运动障碍和惊厥表现得更为突出，智力倒退和智力低下更为明显。

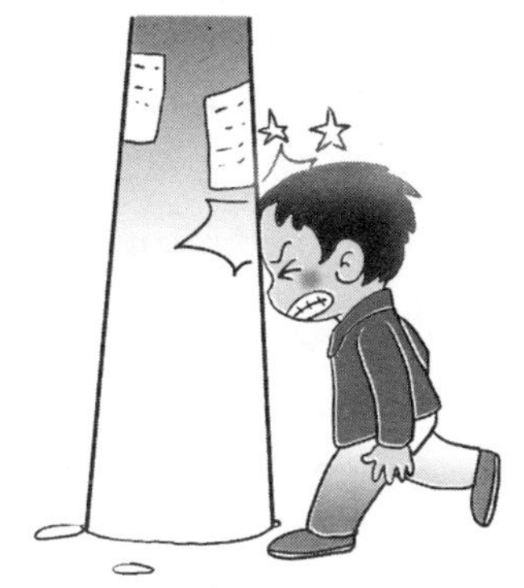

Ⅳ期：为晚期运动功能恶化期。自 5～15 岁至成年。表现为活动减

少，进行性脊柱侧弯，肌肉废用，双足萎缩，失去独立行走的能力，生长迟缓，不能理解和运用语言，眼对眼的交流恢复，手的刻板动作较前减少，惊厥发作的频率下降。

Rett 综合征儿童从发病起，日常生活及大小便均不能自理，另外，便秘、磨牙、睡眠问题也很常见。

三、Rett 综合征的病因是什么?

Reet 综合征是由位于 X 染色体上的 MECP2（甲基化结合蛋白 2）基因突变造成的。MECP2 基因突变后，一些本该被 MECP2 抑制的基因在错误的时间与部位表达，造成了神经功能的异常。通过进行 Rett 综合征病人大脑的分析，科学家们发现他们脑内神经元的联系比正常人要少，推测 MECP2 基因突变可能影响了神经元之间联系的建立，从而导致了一系列的神经系统异常。

四、Rett 综合征的遗传情况

研究显示，大约 99. 5% 的 Rett 综合征病例为散发的，即是由新的 MECP2 基因突变而来的，只有 0. 5% ~1% 有家族史，也就是说 100 ~200 个病人中，有一个是由家族遗传而来的。北京大学第一附属医院儿科在 2004 年对我国 66 例儿童进行了随访，其中 23 个家庭生了第二胎与第三胎共 27 名，女孩 12 名，男孩 15 名。有一名男孩于生后第二天因“营养不良”死亡，有一名女孩曾于 5 岁时发热抽搐一次，其余均无神经系统疾病，无一例有 Rett 综合征的表现。上述结果虽然显示下一胎再患 Rett 综合征的风险较小，但并非无风险。Rett 综合征的病因、诊断及治疗是目前国际上正在研究的课题之一，许多问题还有待于解决。

Rett 综合征多数为女孩发病，如果生一个男孩是不是就没有问题了呢？并非如此。尽管 Rett 综合征绝大多数为女孩发病，但男性 Rett 综合征也时有报道，另外，还有一个值得重视的现象是，有 MECP2 基因突变的男孩，不仅表现为 Reet 综合征，还可表现为其他神经系统疾患，如婴儿期严重脑病、X 连锁的智力障碍、进行性痉挛、Angelman 综合征、精神疾病等。男孩的 MECP2 基因突变大多由家族遗传而来，所以，重要的是母亲是不是有 MECP2 基因突变，如果有，那么不管生男生女，每一胎都有大约 50% 的患病几率。

五、Rett 综合征与父母的关系

多个研究显示，在散发的 Rett 综合征儿童中，突变的 MECP2 基因大都来源于父亲的 X 染色体。父亲本身 X 染色体上

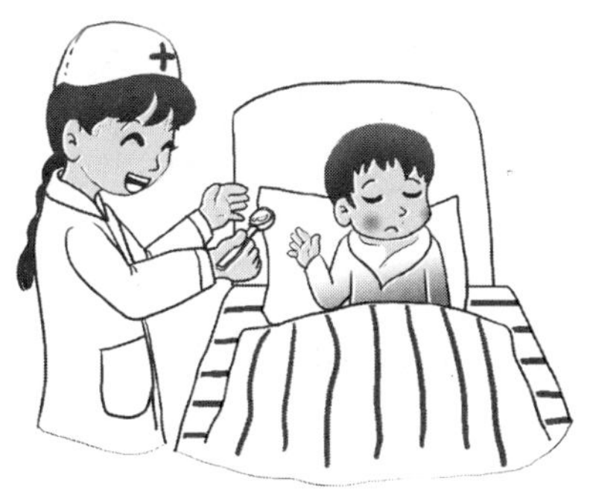

的 MECP2 基因正常，传给胎儿时却发生突变。由于父亲的 X 染色体只传给女儿，这就是为什么 Rett 综合征多发生在女孩的原因。这些儿童的发病绝大多数与母亲没有关系。只有 0.5% ~ 1% 有家族史的患者，可能是由母亲遗传而来的，所以有遗传史的家庭应检查母亲有无 MECP2 基因突变，而大部分 Rett 综合征儿童为散发，其发病与母亲无关。

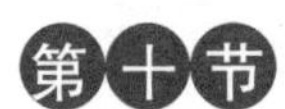

第十节 儿童孤独症

儿童孤独症（childhood antism）也称自闭症，医学上将其归属于广泛性心理发育异常范畴，男性多见，起病于婴幼儿期。由于儿童孤独症发病率逐年上升，已经成为本世纪最受关注的儿童疾病之一。

一、儿童孤独症的病因

儿童孤独症的病因至今未完全阐明。研究表明，可能与遗传因素、先天性病毒感染、自身免疫异常及神经生物学异常有关。

二、儿童孤独症的典型特征

儿童孤独症表现为“三联症”，即：社会交往障碍；言语发育障碍；兴趣范围狭窄及行为方式刻板、僵硬。

三、怎样筛查诊断儿童孤独症

目前还没有儿童孤独症的统一诊断标准，应用较多的诊断方法取自美国精神病协会编写的《精神病学的诊断和统计手册》。总体来说，本病的诊断属于观察式、问答式的筛查过程。当发现孩子出现以下多种表现时，应高度警惕。

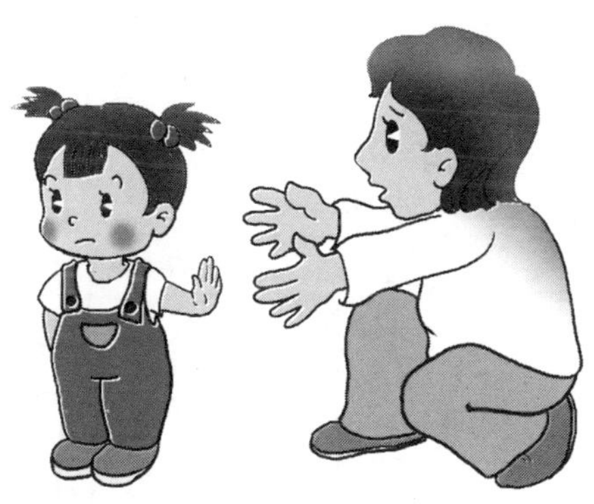

（一）社会交往有质的缺损

（1）非言语性交流行为的应用有显著缺损，如眼神交流、面部表情、手势交流等。

（2）与同龄儿童缺少应有的伙伴关系。

（3）缺少自发地寻求乐趣或成绩的机会。

（二）言语交流有质的缺损

（1）口语发育延迟或缺如，并且不伴有其他代替的方式，如手势、姿态等。

（2）有语言能力，但不能与他人开始或维持一段交流。

（3）反复重复一些无意义的言语，或言语奇怪。

（三）重复刻板的有限的行动

（1）常沉迷于一种或几种刻板的有限的兴趣，并且注意力超乎寻常地集中。

（2）固执于某些特殊但又没有实际价值的仪式动作，如手指扑动、画圈或扭转。

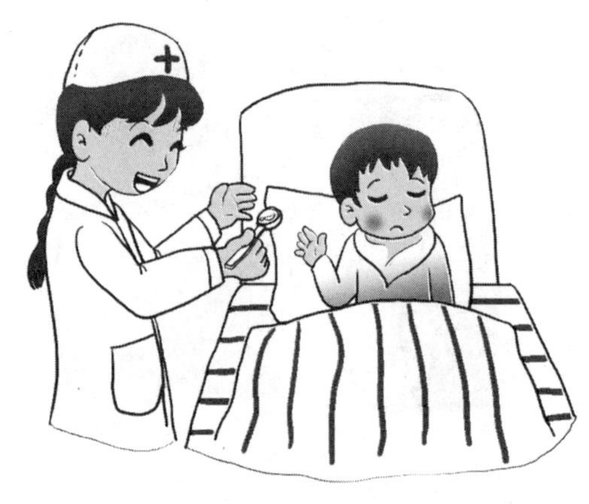

四、儿童孤独症与智力障碍的关系

研究证明，儿童孤独症患儿70%存在智力落后。在典型的儿童孤独症患儿中，40%～60%智商低于50，20%～30%智商低于70。但有趣的是，在普遍智力低下的同时（表现为普通生活和谋生能力有严重的缺陷），有的患儿可具有某些特殊的能力，如奇特的绘画能力，或对线路、数字、地名、人名的不寻常记忆力，或日期推算和速算的能力等。以至于有些家长感叹孩子在某些方面就是“天才”。

五、儿童孤独症的治疗

随着对儿童孤独症发病机制的不断认识，几年前还认为无法可治的儿童孤独症现在已经有了治疗成功的病例。教育和训练是目前世界各国公认的最有效、最主要的治疗方式，这种治疗应为家长、儿科医生、心理学医生、特教老师、行为治疗师和语言治疗师共同完成，以家庭为中心开展的训练方式已成为核心内容。

不能否认，目前仍没有特效药物用于临床治疗儿童孤独症，并且医学界对药物治疗的地位争议很大。

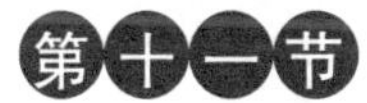

脑 性 瘫 痪

一、什么是脑性瘫痪?

脑性瘫痪简称脑瘫，是小儿时期常见的一种伤残，是出生前到出生后 1 个月内各种原因引起的脑实质损害，出现非进行性、中枢性运动功能障碍和姿势异常，可伴有智力障碍、行为异常、癫痫及感知觉障碍。

二、脑性瘫痪的临床表现

脑性瘫痪的症状主要是动作明显笨拙，上肢和腿严重痉挛与扭曲。脑性瘫痪的四种主要类型有：

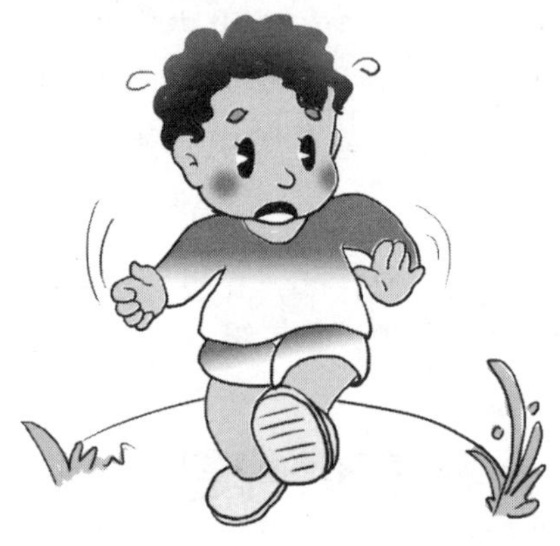

（1）痉挛型：肌肉僵硬和乏力，约占脑性瘫痪患儿的70%。肌肉僵硬可能影响全部上肢和下肢（四肢瘫痪），主要是双下肢（双侧瘫痪），或者仅仅为单侧上肢和下肢（偏瘫）。受到影响的上肢和下肢表现为肌肉发育不良、僵硬及乏力。患儿上肢手指屈曲呈紧握拳状、拇指紧握于掌心，下肢足尖着地，行走时呈踮足、剪刀样步态。

（2）舞蹈手足徐动症样型：肌肉运动迟缓并且不能随意控制，约占脑性瘫痪患儿的20%。在婴儿期往往喂养困难，经常做张嘴伸舌动作，哺乳时难以找到乳头。

（3）共济失调型：动作缺乏协调性，颤抖，约占脑性瘫痪患儿的10%。主要有肌肉协调性差，以及肌无力和震颤；快速或精细动作困难，行走不稳，双腿普遍分开较宽。

（4）混合型：兼有上述两种或两种以上的类型，大多为同时出现痉挛型和舞蹈手足徐动症样型。此型患儿最多，表现为上肢、下肢和身体的运动迟缓、扭曲，不能随意控制，但同时又有肌肉僵硬和震颤。恶劣的心情使患儿的动作更糟，入睡后症状消失。

三、导致小儿脑瘫的原因

1. 早产与低出生体重

与足月正常体重儿相比，早产儿及低出生体重儿患脑瘫的危险性增加 40～70 倍。临床统计证实，出生越早、体重越低，脑瘫的发病率就越高。

2. 先天性异常

包括各种原因引起的脑发育异常。在四肢性瘫痪的脑瘫病人中，53% 与先天性异常有关；在非四肢性瘫痪的脑瘫病人中，35% 是先天性发育不良所致。

3. 脑缺血缺氧

在脑瘫患者中，20% 由窒息及产伤所引起，导致脑缺血缺氧的因素有：

（1）母亲因素：如患妊娠高血压综合征、心力衰竭、大出血、贫血、休克或吸毒、药物过量等。

（2）胎盘因素：如胎盘早剥、胎盘前置、胎盘坏死或胎盘功能不良等。

（3）脐带血流阻断：如脐带脱垂、压迫、打结或绕颈等。

（4）分娩过程异常：如臀位产、滞产、手术产（产钳）或应用麻醉药等。

（5）新生儿因素：除窒息外，还有许多心肺功能异常疾病，如先天性心脏病、呼吸窘迫综合征、周身循环衰竭、红细胞增多症等。

4. 核黄疸

此为脑瘫的重要原因。随着医学科学的进步，核黄疸引起脑瘫的比例日渐下降。

四、脑瘫儿童的智力

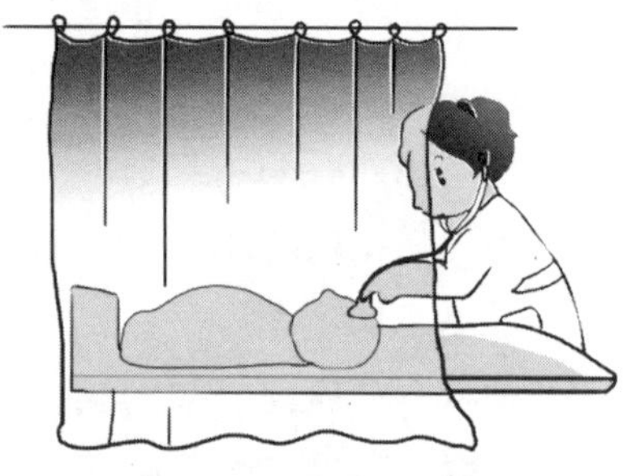

大约50%的脑瘫儿童伴有智力障碍，且程度轻重不一。手足徐动型合并智力低下者较少见或程度较轻。由于脑瘫的脑损伤是静止性的，所以不会越来越重，并且随着小儿的发育，运动能力和智力与儿童自身相比会有所提高。若儿童以智力落后为主，甚至越来越差，可能就不仅仅是因为脑瘫，需要进一步明确诊断。

五、家长们如何正确认识脑瘫?

脑性瘫痪通常不能在婴儿的早期确定诊断。当发现孩子肌肉出现问题，如肌肉发育不良、无力、痉挛或者协调性差时，应尽快带孩子找医生检查，以确定是否有脑瘫或进行性加重的疾病，并确定能否给予治疗。

脑瘫的诊断主要依据病史与体格检查。实验室检查不能确定脑瘫，然而能排除其他疾病。医生可进行血液检查、肌电图研究、肌肉的活体组织检查，脑 CT 或者脑部的 MRI 等检查。

如果孩子被诊断为脑瘫，家长要以科学、乐观、积极的心态面对现实，为孩子营造良好的成长环境。其次，需要在医生的指导下，正确认识疾病，积极参与治疗。更要学会个别化的有针对性的简单训练和照顾儿童的方法，并随着儿童的成长不断调整，这样，将康复治疗融入生活，不仅可以巩固疗效、增加训练量，更重要的是可以选择在儿童愉快合作时进行训练，能取得更好的实用性效果。

六、脑瘫能治好吗?

大部分脑瘫儿童将留下不同程度的终身残疾，但早发现、早治疗，将会使功能障碍降到最低程度。大量研究证实，大脑具有可塑性，尤其是 0 ~3 岁孩子的大脑，其发育最迅速，代偿能力最强。所以，尽早地对儿童进行康复治疗，促进正常脑组织的代偿功能，具有事半功倍的效果。

教智障儿童复述故事

当智障儿童听熟了你讲的一两个故事后，可以选择其中他比较喜欢的一个故事训练他复述。

（1）用图片或实物提示情节。他们的想象力极差，如果没有图片或实物的提示，他们可能根本想不出故事情节的进程。

（2）一边讲一边提问，开始时，问题少而简单。如：

"这是谁?"孩子答不上来，你可以自问自答，说："这是小白兔。今天我们讲一个小白兔的故事。"慢慢地把提问和你给出答案之间的时间加长，等待和鼓励孩子回答。

（3）当孩子能够回答一两个问题后，逐渐增加问题的数量和难度。如："它干什么去了?""它看见谁了?""它说什么了?"。

（4）当孩子能够回答所有的问题后，你可以同时提出两个问题，帮助孩子说出长句子。

（5）即使孩子很长时间都没有进步，也不要灰心。只要你能够找到他爱听的故事，只要他对故事情节有反应——无论是动作、是发音、还是表情，都要积极地鼓励，并继续把故事讲下去。

第四章

智力障碍儿童的心理发展规律和特点

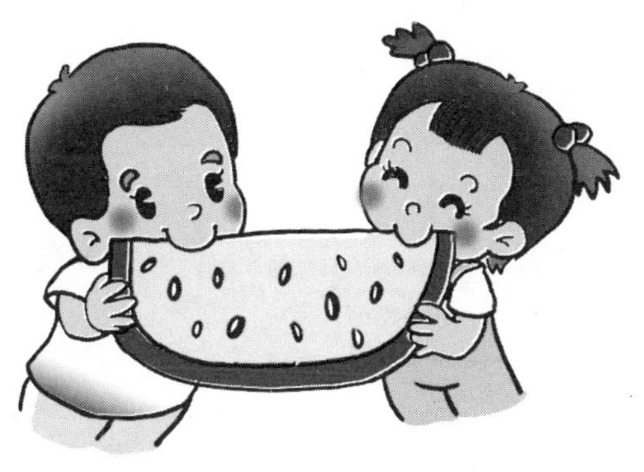

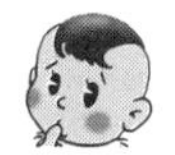

人们十分渴望帮助智力障碍的儿童，可是，如何才能更好地帮助他们呢？那么就是先了解他们。

智力障碍儿童的心理发展离不开相关因素的影响，而且与正常儿童比较，在感知觉、注意力、记忆、语言、思维、情感、个性和社会行为等方面会表现出自身才有的一些心理特点。

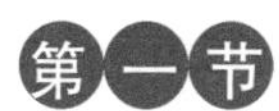

智力障碍儿童的心理发展规律

一、儿童心理发展的相关因素

儿童的心理发展离不开各种相关因素的共同作用。概括地说，这些相关因素是指遗传、环境和教育，以及个体的实践。

（一）遗传

遗传是儿童心理发展的生物学前提，或称自然前提，它为发展提供可能性，但不预定或决定儿童心理的发展。一个听觉器官正常的儿童如果不接受音乐教育，没有音乐环境的熏陶，就不可能成为音乐家。

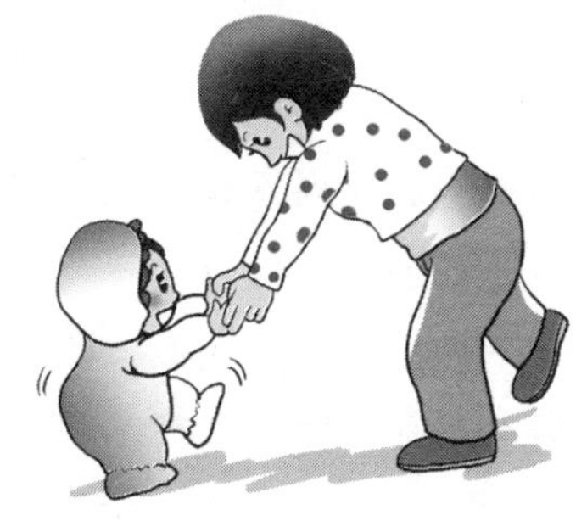

（二）环境和教育

遗传只提供儿童心理发展的可能性，而环境和教育则是决定如何发展的重要因素，两者交互发生作用，共同促进儿童的发展。最近，法国卫生与医学研究所及巴黎家庭治疗中心的专家通过对领养儿童的观察研究发现，人的聪明才智不完全取决于遗传因素，后天的环境与教育对心理发展有更大的影响。

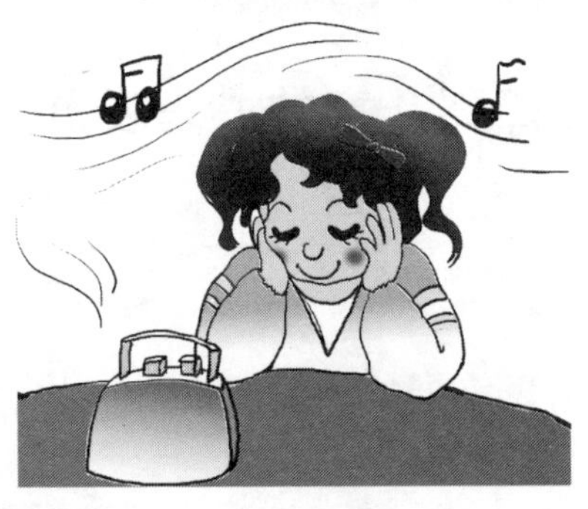

苏格兰教育研究委员会曾在 1947 年对苏格兰 7 万名 11 岁儿童进行了智商测验。60 年后（2007 年）通过跟踪调查和重新测试，发现他们的智商变化和他们的生活环境、生活方式确实有很大关系。不健康的生活方式不仅有碍于健康，也有损于大脑。研究结果还表明：吸烟、肥胖、缺乏体育锻炼和存在不良饮食习惯等后天因素，不仅会引发诸如癌症、糖尿病之类的身体疾病，还会导致智力下降。

诚然，后天环境、教育对一个人发展的影响举足轻重，但是必须在一定的遗传基础上才能发挥作用。一个听力有障碍的儿童，即使出生在音乐世家，有名家的指导，也很难成为伟大的音乐家。

（三）个体的实践活动

所谓实践活动指的是：个体（如儿童）在社会环境（家庭、幼儿园、公共场所）以一定的动作或语言展示的行为。正是通过这种实践活动和自己的主观努力，遗传、环境和教育诸因素得以协同作用，一个人的心理素质才不断得以发展。

二、智力障碍儿童心理发展有何规律？

智力障碍儿童比正常儿童心理发展迟缓。具体表现在三个方面。

（一）发展的起点迟

智力障碍儿童许多心理特征开始出现的年龄比同年龄的正常儿童晚。比如一岁时的正常儿童除能叫“爸爸、妈妈”外，还会讲四五个其他词，而智力障碍儿童往往到十几岁还不会叫爸爸、妈妈。

（二）发展的速度慢

比如一岁时会说七八个词的正常儿童到两岁就会说上百个词，而智力障碍儿童三四岁时也只会说一两个词，五六岁时也许只能说十几、二十几个词。

（三）发展达到的水平低

还是以语言为例，那个一岁会说几个词的正常儿童，两岁会说上百个词，七八岁可能达到上千个词，还会讲句子、回答问题。智力障碍的儿童开始会说几个词，五六岁只会说十几、二十几个词，七八岁也不过会说几十个词，讲话老是重复极简单的那几句，而且谈话能力提高很慢。智力重度落后者状况往往比这种状况更差，甚至终生不会说话。

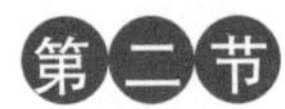

第二节

智力障碍儿童的心理特点

智力障碍儿童之所以表现出特殊滞后的发展规律，是因为他们跟正常儿童的心理特点不同。

一、感知觉的特点

感觉是大脑对直接作用于感觉器官的客观事物个别属性的反映，也可以说是大脑对当前客体个别属性的认识过程。按照感受器的不同，可以把感觉分为视觉、听觉、触觉、味觉、嗅觉、运动觉、平衡觉和机体觉等八种。其中最重要的是视觉、听觉、触觉。我们能看到形状、听到声音、感到软硬、嗅到气味，都归属于感觉。但是，在生活中我们所接触到的客体，很少只有一种属性，事物也很少只有一种属性来影响我们。一辆铁皮玩具小汽车，儿童一接触它，就会看到它的形状、颜色，听到它车轮滚动时发出的声音，摸着它感到冰凉、坚硬等，所以，儿童是把小汽车的形状、颜色、声音、硬度等个别属性综合起来当作一个整体来认识的。这种整体的认识就是知觉。所

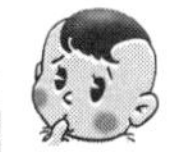

以知觉就是反映客观事物整体属性的认识过程，它比感觉更全面，更复杂。

感觉是知觉的基础，知觉是在感觉基础上产生的。没有感知觉作为基础，就不能形成表象、想象、思维等复杂的心理过程。对客观现实所感知的材料越丰富，人们的心理活动也就越充实。反之，感觉和知觉有缺陷，必然给人的整体心理过程带来消极的影响。

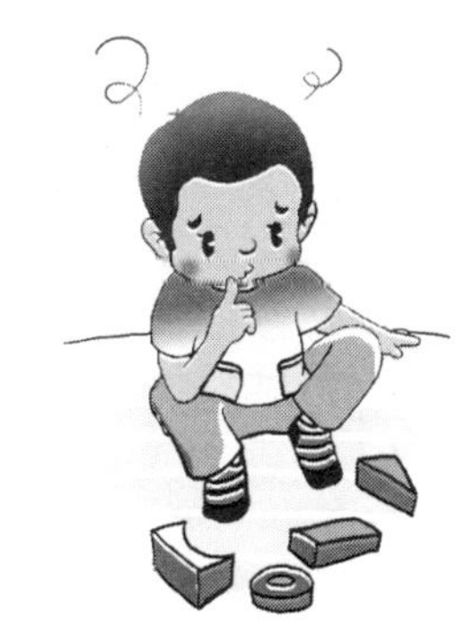

仔细观察分析可以知道，智力障碍儿童的感知觉有十大特点：

（一）只感知部分属性而且不准确

比如，老师让一个5岁的智力障碍儿童把红色的圆形积木放到红色的小碗里，把绿色的圆形积木放到绿色的小碗里，他却把红色、绿色的积木全放到红色的小碗里了。当老师问他为什么这样放时，他说："圆的积木就放在这只圆碗里。"可见他只感知物体的形状而没有认识到物体的颜色是不同的。

（二）感知的速度缓慢

苏联心理学家曾经做过一个实验：把一些画有儿童熟悉的物体的图片，如苹果、桌子、猫、铅笔等，给3组被试者看，要他们说出卡片上的物体名称。这3组被试者分别是：正常成人、正常儿童（普通小学一年级学生）和智力障碍儿童（特殊学校一年级学生），图片是通过速示器呈现的。第一次呈现时间为22毫秒（1毫秒＝l/1 000秒）。正常的成人被试者能正确辨认并说出72%物体的名称，正常儿童能说出57%物体的名称，而智力障碍儿童则说不出任何一个物体的名称。

第二次实验将呈现时间增加到42毫秒，3组被试者的实验结果是：正常成人能说出全部物体的名称，正常儿童能说出95%物体的名称，智力障碍儿童也能说出55%物体的名称。

这个实验令人信服地证明：智力障碍儿童的视知觉是缓慢的，范围是狭窄的。他们从接受刺激开始，经传入神经传送到大脑皮质中枢的相应部位，以及对输入的感觉信息进行加工都需要较长的时间，才能把所见物体的视觉特征综合为一个整体来感知。

（三）感知不够精确

智力障碍儿童不能区别客体的细微差别，比如他们常常把狗看成狐狸、把梨看成桃子等。这说明他们的感知不够精确。

（四）颜色视觉发展缓慢

智力障碍儿童往往到七八岁还不会辨别基本的颜色，掌握颜色的命名就更难了。一个特教幼儿园里30名3～8岁的智力障碍幼儿，入园时有几乎98%的孩子不认识颜色，把红的说成是红的，把绿的也说成是红的。老师甚至怀疑他们是色盲。

（五）形状知觉发展缓慢

智力障碍儿童对相似形状的辨别能力差，国内学者在1998

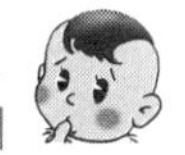

年曾经对此进行研究，结果发现，智力障碍儿童在形状知觉的各个层次上均存在困难，辨别不准确，与正常同龄儿童相比，有显著差异。

（六）缺乏感知的积极性

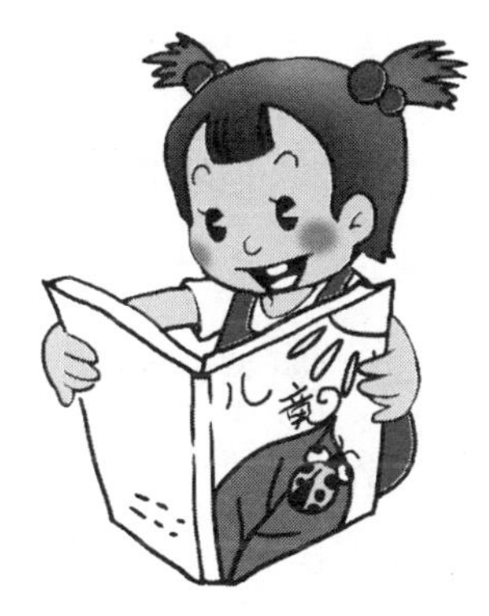

比如老师要他们看一幅图画时，他们往往只是粗略一看，就放到一旁了，没有仔细观察图画的积极意愿。再比如，给他们看一支两头都削好的红蓝铅笔，问他们："这是什么？"他们会回答："这是铅笔。"如果再继续问："这是一支什么样的铅笔呢？"他们也还只能说："这是铅笔。"而同龄正常儿童的回答则要丰富得多，他们会说："这是一支红蓝铅笔，一头是红的，另一头是蓝的。""蓝色的铅笔快用完了。"……

（七）知觉的恒常性差

比如某个智力障碍儿童学会了把尖的一端朝上的三角形叫做三角形，但当把三角形斜放时，他就不认为这是三角形了。把一匹毛绒玩具马直立正放时，智力障碍的孩子知道是马，可只要横倒平放、后腿屈曲，他就不认得这是马了。

（八）听觉分辨能力差

由此表现为学习语言很困难，模仿老师的发音自然也不准。

（九）空间知觉和时间知觉能力的发展落后

智力障碍儿童到七八岁还不能理解相对的长短、高矮、宽窄等意思。一天的早中晚也分不清。如果白天因为放光盘看影视节目用窗帘遮住光线，他们就以为是晚上了。上午老师说“等到下午，咱们到院子里去玩”，他听后竟然马上就动身走出去。

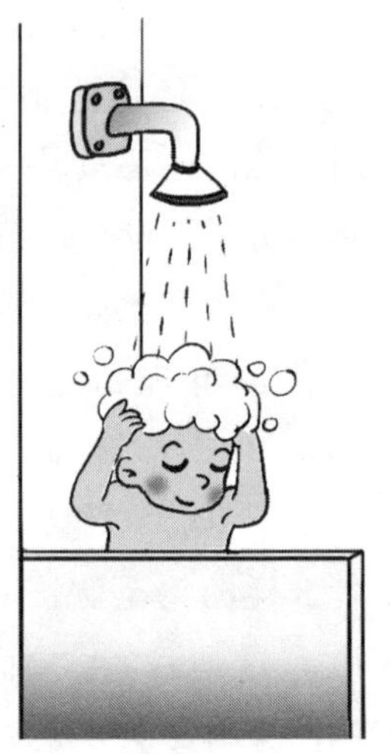

（十）关于味觉、嗅觉和触觉

在这方面智力障碍儿童与正常儿童的差异不大，但前者由于语言有障碍，学习回答这类问题时往往表达不清楚。

二、注意的特点

注意是指个体对外界事物的指向和集中，也就是把意志放到某一方面，是一种心理定向能力。个体的心理活动对某些外界事物进行选择并全神贯注，这就是注意。个体对某个外界事物的指向和集中保证感觉信息沿相关感官通道传入大脑，产生知觉以至更复杂的思维加工。

注意是脑和神经系统的一种基本功能。网状结构的兴奋、大脑皮质优势兴奋中心和定向反射是注意产生的完整机制。人从出生之日起即表现出瞬时注意的能力，随着脑

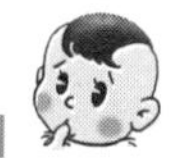

和神经系统的成熟及经验的积累，婴儿的注意力也在逐渐发展。

根据注意产生和是否需要意志的努力，可以将注意力分为无意注意和有意注意两种。前者是指没有一定目的，也无需做主观意志努力的注意；后者是指有预定的目的，还需要做一定的意志努力的注意。儿童最早只有无意注意，在整个学前阶段，儿童的无意注意的性质和对象不断变化，稳定性逐渐增长。

随着语言和认识过程有意性的发展，在幼儿期，有意注意开始发展，儿童心理的能动性也大大增强。

注意伴随着心理发展过程，视、听、触摸、语言、认知、学习无不需要注意。

智力障碍儿童的注意有五大特点：

（一）无意注意占优势

智力障碍儿童的无意注意占优势，换句话说，他们的注意没有预定目标，不需要做主观意志的努力。

（二）有意注意发展晚

五六岁的智力障碍儿童还不能有意识地去注意家长与老师明确指出要求注意的物体。他们往往因喧闹的声音、鲜艳的颜色和活动的状态而转移注意力。为了保持儿童的有意注意，家长与老师往往要加大说活的音量、采用多色的教具并让教具活动起来，以使这些儿童保持注意力。

（三）注意的广度不够

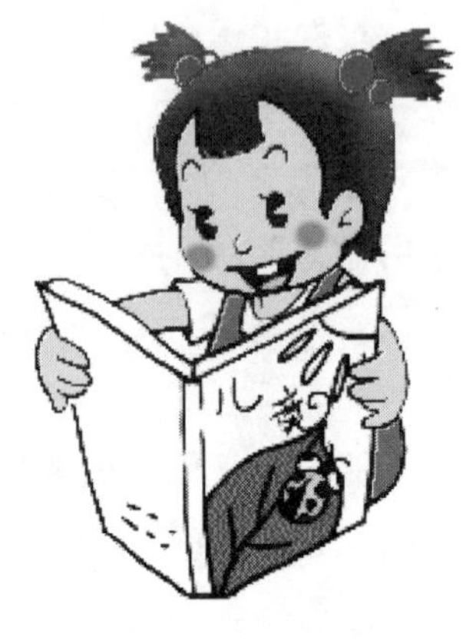

注意的广度是指在单位时间内所能关注的对象的数量。比如让十几个六七岁智力障碍儿童看图画书，画面上有 5 种小动物：小白兔、小猴子、小鸭子、小狗和小猫。让他们看两分钟，然后合上图画书，问他们看到了什么（这 5 种动物，他们都认识）。有的说看到了小狗，有的说看到了小白兔和小猫，但没有一个孩子能够说看到了这 5 种小动物。

（四）注意的分配差

注意的分配指在同一时间把注意力分配到几个不同的对象上。我们常说“眼观六路，耳听八方”，就是对这种能力的形象描述。汽车司机在驾驶时要注意多看仪表，要听马路上的声音才能正确判断路况，随时作出驾驶的决定。老师教儿童跳舞也要他们看老师的动作、听琴的声音才能把动作做得正确。智力障碍儿童这方面的能力显得很差，往往看了就顾不上听，听了又顾不上动。

（五）注意力不集中，易受外界影响

智力障碍儿童大多有注意力不集中，容易受外界影响而走神的缺陷。他们对感兴趣的事物还能注意一会儿，但相比于同龄正常儿童还差得很远。一次，老师让五六岁智力障碍的儿童

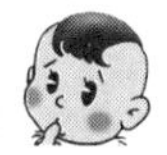

们一起看图听故事。本来他们倒也安静地在听，可是忽然窗外传来汽车喇叭的叫声，孩子们全都往外面看，有的还走下位子，想从门口走出去，老师怎么说也不听，这节课就上不下去了。

三、记忆的特点

记忆是一种复杂的心理过程。它是人脑对经历过的事物与事件的反映。从信息加工论的观点看，记忆就是信息的输入、加工、储存和输出的过程。从心理学的角度看，记忆包括三个基本环节：经验的识记、经验的保持和经验的恢复（包括再认和回忆）。识记是指经验的印留，比如儿童学习一首儿歌、听家长讲一则故事，都是把一种经验印留在脑子里。保持是指经验的储存、保留，也就是我们常说的："好好记住，别忘了啊!"再认指被识记的事物（人物）、声音、形象重新出现在眼前或耳边时，能"认"出来；回忆指被识记的事物、人物、声音没有出现在眼前或耳边，也能想起来。将再认和回忆统称为经验的恢复。

依据记忆的内容不同，可以把记忆分为形象记忆、情绪记忆、运动记忆和词语－逻辑记忆四种。另外，根据记忆保持的时间长短，可将记忆分为瞬时记忆、短时记忆和长时记忆三种。根据是否有意来记，可以把记忆分为机械记忆（无意记忆）和有意记忆两种。

智力障碍儿童的记忆有九大特点：

（一）记忆的目的性差

当老师对智力障碍的儿童反复强调要记住所学的东西（如

儿歌、简单故事)，明天要提问时，他们一脸茫然，不知道什么是“要记住”、不懂什么是“明天要提问”，学东西、记东西毫无目的性。

（二）识记的速度缓慢

智力障碍儿童识记新材料缓慢，需要反复多次才能记住一点内容。一个特殊教育幼儿园教20个智力障碍儿童（年龄4～6岁、智力轻度落后）认汉字，需要重复500～800次他们才能记住一个字，而正常儿童学一个字只需重复20～30次。

（三）机械记忆远超过意义记忆

机械记忆是智力障碍儿童的“强项”。他们经过努力可以记得曾经学习过的儿歌故事，但并不一定理解其含义。靠着这种机械记忆，智力障碍儿童确实能学会不少知识。

（四）保持不牢固

智力障碍儿童对所学过的知识必须经常复习，才能巩固，否则过不了三五天，学过的内容又全忘记了。

（五）短时记忆比长时记忆好

调查表明，智力障碍儿童通常不会有意识地把学习过的内容长时间记在脑子里。所以，他们的长时记忆能力更差。

（六）不具备联想能力

一个人回忆时常常借助于联想。比如，让正常儿童记6个单词：桌子、椅子、苹果、香蕉、鞋、袜子，如果利用同类词

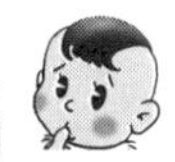

的联想，可以把记忆任务的容量相应减少一半。可是智力障碍儿童却不会联想，他们只能是一个词、一个词地回忆。有人做过一个对比实验，给两类儿童分别呈现狗、桌子、楼房、狼、小屋、椅子、草房、猫的图片，让他们识记后回忆。正常儿童会主动对呈现的图片进行分类联想记忆，而智力障碍儿童却只会随意记住几个，因而回忆的成绩很差。

（七）形象记忆较好，语词－逻辑记忆能力差

语词－逻辑记忆以概念、推理、判断等抽象的内容作为记忆材料，比如数、类等；形象记忆以感知过的具体形象作为记忆材料，比如猫、狗、苹果、香蕉、听过的一首儿歌等。智力障碍儿童的语言能力差，导致其语词－逻辑记忆能力也差。

（八）再现或回忆不全面、不准确

一次老师带四五岁的智力障碍儿童游动物园。去之前关照他们好好看，回来老师要问他们看到了什么动物。结果绝大多数儿童都只能回忆出一两种动物（实际上至少看到了十多种动物），而有的儿童甚至说这次没有看到动物。可见智力障碍儿童的回忆既不全面，也不准确。

（九）记忆与情绪的关系密切

智力障碍儿童对自己喜欢的事物识记得比较快，记得也比较牢。相反，如果要求他们识记自己不感兴趣的东西，如宇宙飞船、冰川、火山等，他们就会感到困难，甚至全记不住。

四、语言的特点

语言是思维的外壳，两者关系密切，没有语言，思维活动就很难进行，因为通常人们要用语言表达自己的思想。

正常儿童的语言发展有一定的规律。小孩子一出世就会发出声音，但无意义。在两三个月龄时，会自己主动发出 a—a、e—e、m—m 的声音。四五个月龄时会用声音回答成人的引逗。1 岁左右懂得 10 ~ 20 个名词或动词，问他：“灯在哪儿呢?”“大姐姐的照片在哪儿呢?”他能指出来，表示他能听懂了；此外还会讲三五个单字。1 岁半以后，语言发展迅速，掌握的词汇也急剧增多，到了 3 岁时，约能掌握 800 ~ 1000 个词，4 岁时约能掌握 1600 ~ 2000 个词，5 岁时可达 2000 ~ 3000 个词，6 岁时可达 3000 ~ 4000 个词。

对于智力障碍儿童来说，语言是一大障碍。绝大多数（85% 以上）智力障碍儿童有不同程度的语言缺陷。情况往往是，家长觉得孩子“到说话的年龄不会说”才发现他的智力有问题。越是智力障碍严重的儿童，语言障碍也就越大，极重度的智力障碍儿童甚至终生不会说话。不过，他们的听觉一般没有大问题，能听见声音。

智力障碍儿童的语言有九大特点：

（一）开始说话晚

智力障碍儿童两三岁还不会说话很常见。经过教育，轻度智力障碍儿童也有到四五岁才开口说几个字的，至于说完整的句子，至少得到六七岁，而且也只会重复老师教的那几句。

（二）构音困难

构音困难主要表现在替代、歪曲、遗漏和添加等方面。所谓替代，即以一个音代替另一个音，如以“f”代替“h”，把“hu”念成“fu”；以“p”代替“b”，把“bin”念成“pin”；以“g”代替“k”，把“kou”念成“gou”等。所谓歪曲，即主观上想发某个音，但结果发错了，发得不是这个音，比如把“sh”发成近似 s 或 x 的音。所谓遗漏，即在说话时把某些音漏掉了，比如把“dai”念成“da”，把“sha”念成“sa”等。所谓添加，即在说话时会添加某些音素进去，如将“fei ji”念成“fuei ji”，把“lao shi”念成“luao shi”等。

（三）理解语言的能力（懂话）比表达语言的能力强

中轻度智力障碍儿童经过教学，能听懂简单的指令，能按成人要求做对一些事，指对一些图，但不会表达自己的思想，不会说出一些要求。如果有什么要求，例如想喝水，他就会指指水壶，指指自己的嘴，而不会用言语表达。

（四）连续说两个字的词十分吃力

连续说两个字是学习语言的一个难点，这在智力障碍儿童中较为突出。比如教一个 5 岁的中度智力落后幼儿说“钢笔”两个字组成的词。他只会重复“笔”这个音。教师必须多次重复，他才能说“钢笔”两个字。一旦他学会连说两个字的方法以后，再学“红花”、“大马”、“小狗”……相对地就容易多了。

（五）语言类型简单

智力障碍儿童说句子显得很困难，他们往往只会说单字句：“要”、“抱”、“给”、“妈”。时常一个字代表许多意思。比如“要”，要喝水也是要，要那块积木也是要，要到院子外面去玩也是要。只有轻度智力障碍儿童才能学会结构完整的句子，比如有主语、谓语和宾语的简单句：“老师要糖”、“妈妈抱抱我”等，但他们很难学会复合句。

（六）有语言重复现象

比如一个7岁的轻度智力障碍的儿童常不断地问小朋友：“你干嘛呀?”“他到哪去了?”有时一句话在一天内要重复讲十几次。

（七）使用代词非常困难

说自己时往往不用“我”，而直呼名字。几种代词相比而言，“我”还是比较好学的，“你”比较难学，于是和老师讲话时，就直呼：“老师”，老师几乎没有听他们说过“我们”、“你们”、“他们”。

（八）语言的内容贫乏

智力障碍儿童思维能力差，几乎没有什么想象力，因而他们说的话主要涉及生活、玩耍的一些事。比如：“我要喝水”、“给我勺子”、“老师给我球”等。很少听他们说“我想……”、“假如……”一类的句子。

（九）语言发展水平与智力水平的关系

一般来说，智力水平越低，语言发展水平也就越低。有人于1991年曾对北京6所培智学校的564人进行调查发现，这些轻度、中度智力障碍儿童中有语言障碍的学生占32.9%，其中口吃者占5.5%，吐字不清者占6.7%，嗓音失调者占4.1%，语言理解表达困难者占4.9%。多重语言障碍者占11.7%。重度智力障碍者中有语言障碍者达85%~95%。

五、思维的特点

思维是人脑对客观事物概括、间接的反映。这种反映是以已有的知识为中介，借助于词语来实现的，所以思维不是一个人一生下来就具备的心理能力，而是在环境、教育的影响下，随着机体的成熟和语言的掌握而逐渐发展起来的。

儿童的思维发展经历着一个由具体到抽象、由低级到高级的复杂变化过程。

智力障碍儿童的思维有八大特点：

（一）只具备极简单的、直观的概括力

在一所特殊教育幼儿园里，老师教一个4岁中度智力落后的儿童什么是山羊、什么是小猫，告诉他这个样子的、有4条腿的、会走动的东西是小动物。然后，老师要他把桌上的小动物挑出来，儿童可以做到。但当问他："有什么有毛毛的、有4条腿的、会走动的动物，你想一想。"他就不能动脑筋把他知道的其他动物说出来了。

（二）思维缺乏灵活性

智力障碍儿童的思维缺乏灵活性，表现为不能根据条件的变化迅速调节自己的想法。比如一个6岁中度智力障碍儿童，看见老师晴天把小朋友的外衣拿到阳台上去挂在绳子上（晾晒衣服），他竟然模仿着在下毛毛雨的天气也把自己的外衣挂在绳子上。一个特殊教育幼儿园的四五岁小朋友每天吃饭时总有一碟菜、一碗饭和一碗汤。有一天他们中午吃汤面，只有一碗汤面。一个小朋友吃完了还去找老师要汤喝，老师说："今天吃汤面，没有汤了。"他还吵着要喝汤。

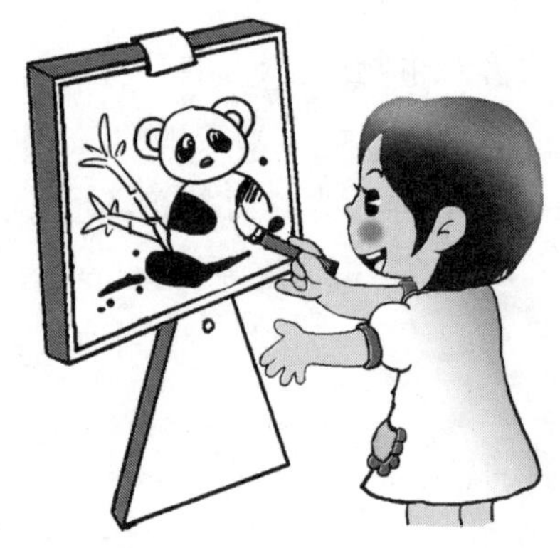

（三）正确归类能力差

智力障碍儿童不会归类，比如老师教他们把画有苹果、梨、桃子的卡片归在一起，告诉他们这些叫水果；把画有卡车、小汽车、公共汽车的卡片归在一起，告诉他们这些叫车辆。然后老师把卡片的次序打乱，让他们把水果卡片归在一起，车辆卡片归在一起。五六岁中度智力落后的儿童常常完成不了。

（四）不理解事物的因果关系

比如在开始教一个特殊教育幼儿园的小朋友折纸时，老师对几个五六岁的中度智力落后幼儿说：“今天谁折得好，就给他一朵小红花，带回家给妈妈看。”结果每个儿童折完小船（大多折得并不好）后都来叫着要小红花。他们不理解“折得好”与“得小红花”之间的因果关系。

（五）思维缺乏目的性，更缺乏要完成某目的的步骤

比如，老师要智障儿童做一件事（将一个图形贴在纸中央、在纸中央画一个带柄的苹果或写一个字）时，他们只是忙着去贴、去画、去写，不去想怎样才能贴在纸中央、画在纸中央、写在纸中央。当贴得不好、没有画在纸中央或把字写歪时，只好无奈地找老师帮忙。

（六）思维较刻板

智力障碍儿童的思维不能举一反三，老师只有把所有细节都交代清楚，他们才能学会。比如老师对一个 6 岁轻度智力低下的幼儿演示苹果、橘子、梨的图片，告诉他：“这三样都是水果。”然后老师拿出一张桃子的图片，问他：“这是水果吗？”他说：“不是。”如果再问他：“为什么不是水果呢？”他可能回答说：“你没有说啊！”

（七）思维敏捷性差

老师让一个 4 岁的中度智力落后幼儿学会几种动物的叫声，例如：“小山羊怎么叫（咩咩）？”“小狗怎么叫（汪汪）？”“小

猫怎么叫（咪咪）?”以后再问他：“小山羊怎么叫啊?”他要想相当长的时间才能回答；如果再问他：“小狗怎么叫啊?”他也要想相当长的时间。

（八）思维的独立性差

智力障碍儿童对自己的想法没有信心，人云亦云。老师教班上的幼儿学习什么是红色（用卡片示意），什么是绿色（用卡片示意），什么是黄色（用卡片示意）。然后问一个5岁的智力低下儿童：“这两张卡片哪一张是红色的啊？“他想了很长时间才说对了。当他正确指出某张是红色的以后，老师又问一个同样程度的幼儿：“这两张卡片哪一张是红色的啊？“这个幼儿答错了。老师回过头再问原先那个幼儿：“哪一张卡片上是红色的啊?”他马上改口说刚才那个幼儿拿的卡片是红色的（实际上这一张是绿色卡片），可见自己没有独立的主见。

六、情感与意志的特点

（一）情感的特点

情感是儿童对客观现实的主观感受，也是一种体验，包括愉快、喜欢、厌恶、愤怒等。它是人类特有的。

智力障碍儿童的情感有六个特点：

1. 情感幼稚，不稳定

四五岁大的智力障碍儿童的情感往往和两三岁的正常儿童一样，非常不稳定，很容易受外界环境的影响，会突然大哭大闹，老师讲一句话表扬他，马上就破涕为笑。

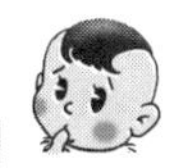

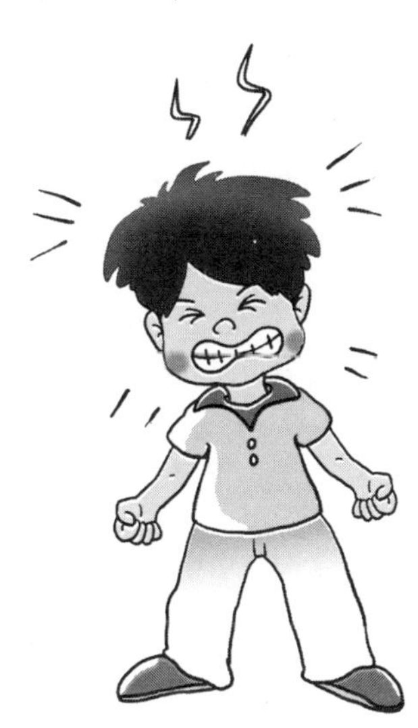

2. 情感流露在外

智力障碍儿童的情感大多流露在外，内心的体验较缺乏。所以要知道他是高兴还是不高兴，从脸上的表情就可以看出来。

3. 情感体验的强度与引起情感的外部刺激的强度不一致

一些很小的事情，比如一个小朋友拿走了智力障碍儿童的一只皮球，他可能爆发出极大的愤怒，很长时间平静不下来。可是如果妈妈生重病了，他却若无其事，照样去玩。

4. 情感的调节能力差

随着年龄的增长，正常儿童控制和调节自己情感的能力会越来越强，到五六岁时能够控制自己的多种情感，能够克服困难，努力完成一定的任务。可是智力障碍儿童却不是这样，他们在很长阶段只是受机体的本能需要和激情所支配，很难按社会所要求的道德行为标准来调节和控制自己的情感，甚至到六七岁了，还是一味地想干什么就干什么，大人不同意，他们就会大哭大闹。

5. 高级情感发展迟缓

所谓高级情感是指由于精神方面的需要而引起的那种情感，如荣誉感、责任感、集体观念等。智力障碍儿童往往到了八九岁还不具备这种情感。

6. 病态情感

有不少智力障碍儿童还有病态性的情感。有的表现为情绪忽然高涨，高兴得乱嚷乱叫；又时常为一点小事不愉快爆发出极大的情绪反应，如尖叫、嚎哭；也有时表现为感情淡漠，对什么都不关心。正常儿童那种有分寸的兴奋和激动在他们身上无影无踪。

（二）意志的特点

意志是指一个人根据预定的某种目的去行动，并且自觉克服困难的心理过程。它有三个特征：一是有明确的活动目的；二是有策略；三是克服困难。正常儿童到了四五岁时就开始有初级的意志行动了。比如在画画的时候，偶尔能听到两个儿童在说："我今天一定要在幼儿园把这幅'小猴子'的画画好，晚上我舅舅来我家要看呢!""我也是，我爸爸要把我画的画寄给我妈看，我妈出差在上海呢！我一定努力画好，颜色一定不要涂到轮廓外面去，我想我能做到。"智力障碍的儿童不会说上述类似的话。

智力障碍儿童的意志表现有三个特点：

1. 没有目的

智力障碍儿童做事情时没有预定目的，做一步算一步，没有针对性。比如，一个 6 岁中度智力障碍的儿童在老师指导下搭积木。他搭了三块方积木，像塔似的。老师表扬了他，并问他："待会儿你要搭什么?"他看看老师，没有回答，因为他没有预定目的，不知道要搭什么。

2. 不会想办法

智力障碍儿童遇到困难就放弃，不知道想办法去克服，而是马上找老师或别人帮助解决。

3. 行为缺乏自制力

智力障碍儿童不会主动抑制情绪冲动，面临一些不满意的事，马上大吵大闹，难以平息。

七、个性和社会行为的特点

个性是指一个人全部心理活动的总和，或者说具有一定倾向性、比较稳定的心理特点或品质的综合。比如：有的孩子热情活泼，有的孩子沉着稳定；有的孩子做事认认真真，有的孩子做事马马虎虎。

个性通常通过活动表现出来，一个人的经验又对个性有一定的影响。社会行为则是儿童作为一个特定的社会个体的行为。

智力障碍儿童生活经验有限，参加的社会活动又少，心理过程发展迟缓，因而其个性的发展也受到一定的影响。

概括地说，智力障碍儿童的个性和社会行为有八大特点：

（一）独立自主能力差，在集体中不大会做事

这种情况的形成，一方面是由于智力障碍儿童的能力差，许多应该在这个年龄段能做的事，他们却不会完成；另一方面也由于成人不给他们机会，事事包办，因而养成了他们的惰性，连最基本的技能也学不会。

（二）同伴之间的相互关系简单

智力障碍儿童很少主动与其他儿童友好交往，他们如果想与其他儿童交往（比如想要对方一个玩具，想骑一下别人的小三轮车），总是先去找老师，他们只想到找老师满足自己的要

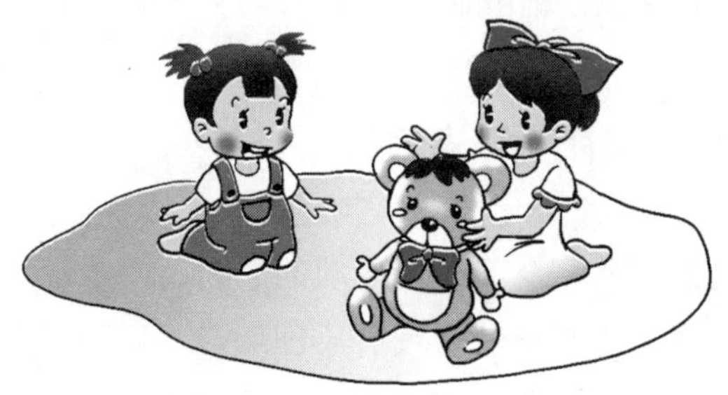

求。说来真有趣：有一次在一个特殊教育幼儿园，两个五六岁中度智力低下的儿童在操场上一起推球玩，而不是一个人在推球。老师发现后竟然把这件事当作“特大的新闻”向校长报告。这说明这种情况的确是太少了。

（三）自我意识差

智力障碍儿童不知道自己在家里还是在幼儿园，或者在学校里处于什么位置，也不关心别人怎样评价自己。

（四）非常固执

智力障碍儿童一旦想做什么、想要什么，就非得要做、要实现，全然不管别人怎么想。一个特殊教育幼儿园里有这样一个5岁的中度智力低下儿童，她喜欢一张小椅子，不允许别的小朋友坐上去，如果有小朋友来坐了，她一定把他推走。一次

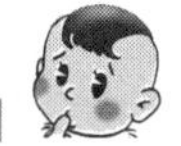

一位老师无意中坐了，她发了很大脾气，对园里其他人的劝告、批评根本听不进去，居然执意把老师给推倒了，然后自己坐在上面，她瞧着推倒在地上的老师心安理得，丝毫没有愧意。

（五）是非观念薄弱

比如在公共场所不要乱跑，不要大声讲话等规则，智力障碍儿童全然不懂。假如有机会到超市、游乐场所，他们就乱跑，并且大声吵闹，受到阻拦也不听，还说“没打”（指没打人），他们只知道打人不好，不知道乱跑乱叫也不好。

（六）常有不可遏止的冲动

当听到院子里有汽车的声音时，呆在屋内的一个4岁智力障碍的儿童马上就冲出去，不管老师怎么批评。有时几个小朋

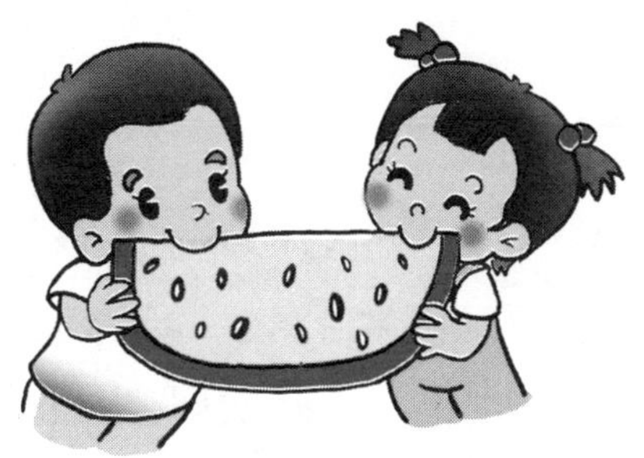

友在院子里一起玩，一个智力障碍儿童会忽然莫名其妙地大声哭闹起来，表现出十分惊恐的样子，问他怎么回事，他却回答不上来，但还是很冲动地哭闹。

（七）毫不顾及他人

在一个特教幼儿园里，老师发玩具给小朋友玩，智力落后的儿童总是抢自己喜欢的，不知道应当相互谦让，因此常常发生冲突，只有老师出来劝阻才肯罢休。

（八）缺乏自信

智力障碍儿童在完成学习任务时缺乏自信，倾向于“求助他人”，对他人，特别是对老师过度依赖。一次，老师要一个5岁半的轻度智力障碍儿童分辨红色和绿色卡片。老师拿着一张红色卡片说：“彬彬，你看这张卡片是红颜色的还是绿颜色的?”彬彬说：“是红颜色的。”老师再问：“是红颜色的吗?”彬彬说：“是绿颜色的。”老师再追问：“是绿颜色的吗?”彬彬说：“不是，是红颜色的。”老师连问几遍后，彬彬说：“我不知道，老师你说吧!”

张戈的成长

1984年的春天，张戈降临到这个世界上。活泼可爱的宝宝从天而降，家里充满了欢声笑语。张戈还不到一岁的时候，就对文字表现出极浓的兴趣。到了两岁，她居然能读报纸了，这让张戈的父母感到了惊喜。他们俩一向自认为很平凡，看见宝宝如此聪明，心中不由狂喜：莫非上天赐给了我们一个天才宝贝?

可惊喜只是暂时的，到了张戈三岁的时候，她的行为举止就开始让人觉得不安了。在幼儿园里，她不跟小朋友们一起玩，不跟别人说话，老师跟她讲话她也似乎听不到。她精

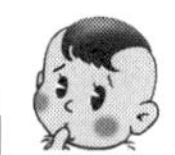

力旺盛，会一个人在角落里自己转圈，或者拿着笔在手上不停地旋转。于是父母带她去了医院。

当医生很肯定地告诉他们，孩子是先天性自闭症患者的时候，他们俩懵了。回到家里，他们找来关于自闭症的书，对照书上的症状，一条一条地检验。看完之后，夫妻俩抱头痛哭，孩子的表现跟书上的症状居然每条都吻合。而且书上清清楚楚地写着：先天性自闭症的孩子智力低下，此类患者在与人交流和与外界沟通上存在着很大的困难。他们的生活无法自理，终身需要别人照顾。

从天才的梦想到弱智的事实，夫妻俩的感觉真的是从天上坠入了万丈深渊。面对妈妈的哭泣，张戈不懂，她笑得很开心。

来吧，孩子

自闭症的孩子生活在自己的世界里。他们虽然降生到这个世界，但他们心灵的窗户却不曾对这个世界打开。他们有他们自己的快乐。比如张戈，她喜欢文字和数字，她有超乎常人的记忆力，她能背下万年历，记下很多她感兴趣的琐事，但是你很难要求她掌握一些社会生存的小技能。面对孩子无辜的笑脸，夫妻俩决定直面现实。

教孩子安静地坐着，也许对于大多数的家长来说，都不是一件困难的事情。但是妈妈为了让张戈能够学会像普通人一样坐下来，就用了半年的时间。自闭症孩子对周围的人和事都很冷漠，他们不关心别人的感受。跟他们讲话会很有挫败感，总是得不到回音，就好像你在对着空气讲话。妈妈为了教她，就一次次陪她面对面地坐着，用自己的腿夹着她的腿，来强迫她坐着不乱动。这样的培训在房间里坚持了半年，张戈学会了坐。

自闭症孩子有时候会有一些莫名的恐惧，他们不懂怎样表达出来，也不听别人的解释。张戈有段时间特别惧怕月亮，一到有月亮的晚上，她就躲在屋里，关紧门窗，哪儿都不去。为了克服她的恐惧，夫妻俩想尽了办法，可总是不奏效。后来心急的夫妻俩只能用强拉强拽的办法把她拖到院子里，指着月亮跟她讲，月亮不会掉下来。张戈吓得又惊又恐，哭闹不已，刚好被来看望她的外婆撞见。弄不清情况的外婆看见外孙女被刺激的样子，心疼之余将夫妻俩狠狠骂了一顿。

这样受委屈的事情太多了，没有接触过自闭症孩子的人，是无法理解他们夫妻的很多做法的。在别人异样的目光中，他们一直没有放弃，一点一点地改变着张戈。

爸爸送你去上学

张戈在慢慢长大，虽然她不太懂常人的世界，虽然她可能永远无法和别人正常交流，无法工作，但是当她提出想上学的要求时，夫妻俩还是决定想尽办法要达到孩子的心愿。他们教会张戈骑自行车和遵守交通规则，这是很了不起的一种训练，因为她不懂得怎么调节两条腿轮流使劲蹬踏。父母利用她超常的记忆力，让她像计算机一样记住了这一运动程序：先左后右，红灯停，绿灯行。所以张戈永远不会闯红灯，虽然她不懂闯红灯是什么意思。

爸爸为她联系上了培智学校，这是一所专为智障儿童设立的学校。在接下来的六年里，从家到学校的这条路上，每天早晚人们都能看到他们父女俩并排骑着车，风雨无阻。学

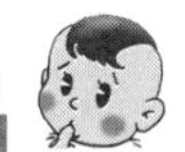

校的生活让张戈学会了不少技能，也交到了几个同样状况的朋友。她在这几年中，学会了弹电子琴，电脑打字，说简单的英语。更重要的是，她学会了很多生活自理的技能，这让全家人都感到开心。

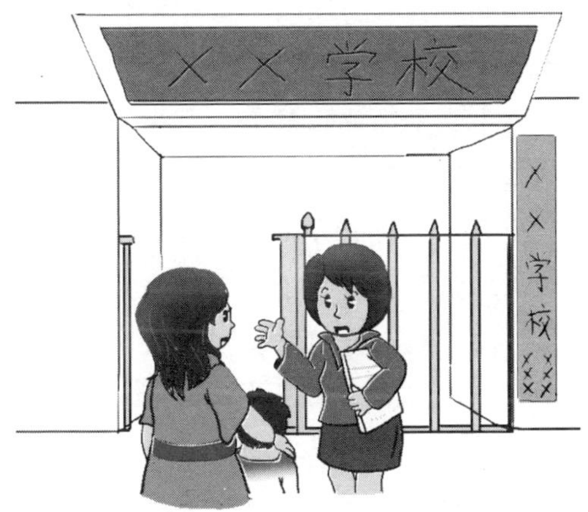

你是我姐姐

张戈有个妹妹，比她小五岁。很小的时候，妹妹就发现姐姐和自己不一样。小时候她会天真地问姐姐：妈妈教的东西我都学会了，你怎么还不明白啊？姐姐当然不会明白怎么回答妹妹，但在妈妈听来，却是百般滋味在心头。后来妹妹长大一点，就格外地懂事了。

张戈不会吃瓜子，当他们一家人围坐在一起吃瓜子聊天的时候，张戈会看看，然后走开。她并不会像正常人一样敏感，妹妹会继续很开心地边嗑瓜子边聊天，却悄悄地将瓜子仁放在一边，然后塞给姐姐吃。

吃饭的时候，如果有姐姐喜欢吃的菜，她总是尽量留给姐姐，自己不吃。有时候，爸爸妈妈考虑到张戈的体重，不让她多吃，妹妹总是偷偷夹给她。她说，我生下来就是为了帮助爸爸妈妈照顾姐姐的，我希望姐姐过得开心。如果有一天，爸爸妈妈不在了，我会照顾姐姐一辈子。

我们的爱能推开你的心窗吗?

今年张戈二十岁了，她已经基本能生活自理，并学会了一些技能。这在自闭症患者中，算是康复得很好了。这么多年来，一家人为她付出的努力是常人无法想象的。张戈的妈妈为了更好地训练张戈，辞去了工作，整天陪伴着她，教她生活中的一点一滴技能。特别是当张戈从学校毕业以后，为了不让张戈与社会隔离，妈妈带着她到处找义工做，因为张戈这样的病人是没有单位愿意接收的。

张戈的妈妈在日记本的扉页上写着：我最大的希望就是张戈有朝一日能够自食其力。就是这样一个对于普通的母亲不算愿望的愿望，张戈的家人都要付出很大的努力。不过他们始终心存希望。人们希望，总有一天，家人在窗外的呼唤，会唤醒张戈的心灵，有朝一日她真的能自己打开心窗，融入我们的世界!

第五章

智力障碍的早期发现和诊断

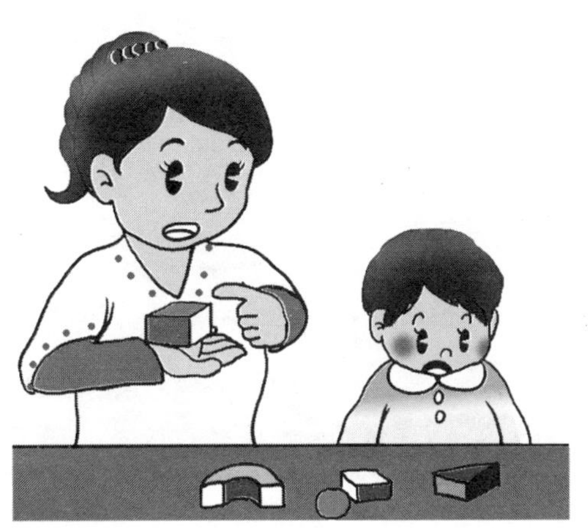

人的智力是有高低的，高于正常同龄人的智力即为超常智力。同理，低于正常同龄人的智力，即为低常智力或智力低下。心理学家对此有过许多研究。心理学家高尔顿最早提出一种观点，认为人的智力呈常态分布，即世界上有一半的人能力属于中常，还有一半属于异常。异常智力中，一半高于中常，即超常（占总人口的四分之一），另一半低于中常，即落后（也占总人口的四分之一）。这个观点后来被证明基本上是对的，但智力异常的人（超常者和落后者）没有高尔顿估计的量那么大。

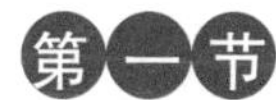

第一节 观察到哪些异常应该想到智力障碍？

一、通常的观察方法

家长对自己的孩子是否聪明都非常关心。他们常常拿自己的孩子和邻居、亲友的同龄孩子作比较。当发现自己的孩了比其他同龄的孩子发展早（即在较小的年龄能够做较大年龄儿童才会做的事），比如自家两岁的孩子会说七八个字的句子，而绝大多数的两岁儿童只会说三五个字的句子，父母们自然很高兴，庆幸自己有一个非常聪明的孩子。然而，当发现自己的孩子比其他同龄儿童发展晚（即到较大的年龄才会做较小年龄儿童就会做的事），父母就会很发愁，担心自己的孩子智力障碍。不过，这种全凭经验的观察只能大体上推测一个儿童智力是否正常，与科学方法的衡量相比不够准确。因为你心目中的“标准儿童”并不一定是个真正标准的正常儿童，也可能是一个超常儿童或低常儿童，弄得不好这种判断可能出偏差。

二、比较全面的观察方法

这里让我们提供十种日常生活中可用来早期发现儿童智力障碍的症状，作为大家判断孩子的智力是否有问题的参考。当然有的孩子只是短暂地出现下述个别症状，并不表明智力就有问题，因此判断时必须慎之又慎。

1. 吞咽或咀嚼困难

往往是最早出现的症状，它表示孩子的神经系统可能有损伤，日后智力会受影响。

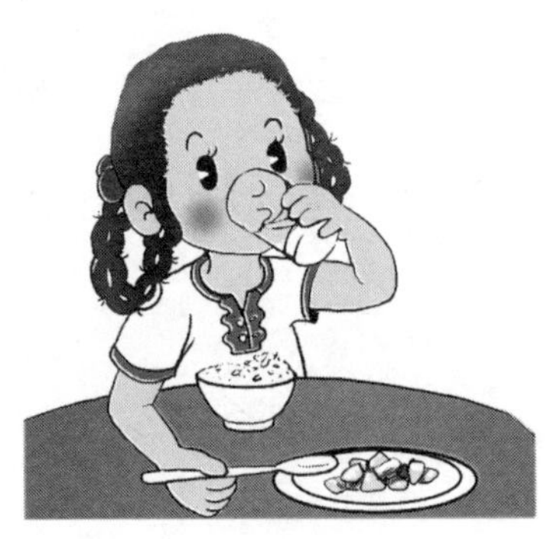

2. 有喷射状呕吐

和上面的情况一样，也表示神经系统可能有损伤，甚至有颅内出血、颅内压力增高。如患脑膜炎的儿童出现喷射性呕吐、尖叫等症状，他们的智力较落后。

3. 面容、体态特殊

有些先天性智力低下的儿童在面容、体态上就有所表现。比如，唐氏综合征患儿眼距宽、双眼斜吊、塌鼻梁，舌头常拖在外面，头颅呈方形、额高；脑积水患儿头围特别大；小头畸形患儿头颅特别小；呆小症患儿身材矮小、四肢短、皮肤干燥、步态不稳；苯丙酮尿症患儿毛发的颜色很淡等。

4. 运动问题

运动发展迟缓常常被看作是智力障碍儿童的早期行为特征。

具体表现在：俯卧、抬头、坐、站、走、用拇指与食指捏起爆米花等小物体的起始年龄，都晚于绝大多数同龄儿童（往往会晚四五个月甚至一两年）。尤其走路的起始年龄更明显，往往要到三四岁或四五岁才会自己走，而且步态不稳（正常儿童一岁两三个月时就走得很稳）。重度脑瘫患儿则终身瘫痪。

5. 语言问题

语言能力和运动能力不同，表现也因人而异，在生命早期往往很难判断。事实上即使正常儿童也有极少数人开始讲话的年龄较晚，再加上一些传统的说法，什么“贵人语迟”、“语言迟发的人聪明”等，使语言能力用来判断智力变得较复杂。其实，语言发展也是有共同规律的，通常婴儿一两个月龄时通过逗引会笑，三四个月时会发声回答，七八个月时会模仿声音，1岁左右会叫爸爸妈妈，1岁半会说十来个字的句子、能听懂简单的指令，2岁左右会问“这是什么?”3岁左右基本能表达自己的思想……如果发现孩子的语言比这落后四五个月甚至落后一两年，可看作有智力障碍的危险，或者已是智力低下。当然，倘这类儿童还伴有运动、感知等方面的障碍，智力障碍的可能性则更大。不过，在日常生活中，有的正常儿童说话的确较晚，但数量比例往往极低，而且这些儿童在其他方面没有什么问题，很容易与智力障碍儿童相区别。

6. 视、听缺陷

严重的视、听缺陷，如深度近视、散光或远视、重听、全聋，对智力有不小的影响。因为渠道不畅，信息的传入和接收被大打折扣，会影响理解，因而可能使智力发展落后。

7. 注意力不集中

注意力是儿童对某个人或某个事物的注意指向性，具体表现在看和听方面，比如注意听收音机里播放的音乐，注意看电视屏幕上的米老鼠和唐老鸭，还可以既看着又听着妈妈讲话。一般来说，幼小儿童的注意力不太集中，注视某个人或某个物的时间很短。随着年龄的增长，儿童的注意力集中的时间相应地延长。1 岁左右的小儿注视某个东西的时间只持续 3 ~ 5 分钟；2 岁幼儿集中注意某个东西的时间可持续 10 ~ 15 分钟。智力障碍儿童的注意力很不集中，甚至到五六岁，集中注意某个东西的时间也不超过 5 ~ 6 分钟。他们对外界事物很少主动专注。

8. 对环境的反应

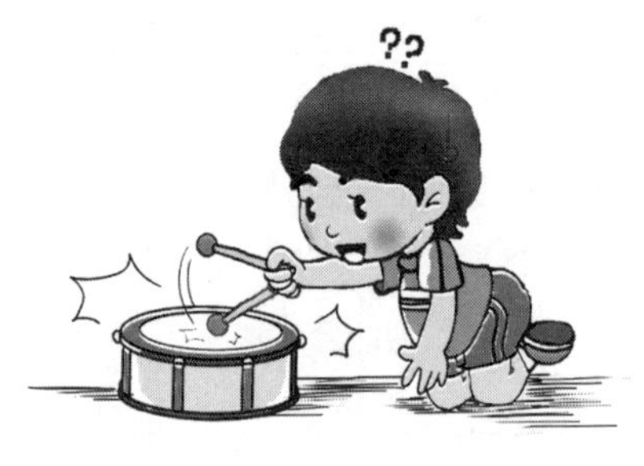

对环境的反应包括对周围人、玩具等的“关注”和积极的活动趋向。正常儿出生后不久，就对环境中的人感兴趣，两三个月时对“物”也开始注意起来，只要醒着，总要东张西望。智力障碍儿童对环境漠不关心，出生一两个月后，还不会用眼睛与成人对视，不会用视觉、听觉追踪物体和声音，逗引时也不笑。孩子整天非常安静，对妈妈无所求。这类儿童往往因为过分安静而受到赞扬，然而他可能存在智力障碍的危险反倒被忽视了。

9. 多动

和过于安静的儿童相反，多动也是某些智力障碍儿童的行为特点。许多智力障碍儿童不能安静地呆一会儿，无时无刻不在活动，这种情况特别明显地表现在四五岁以上的、腿脚利索的

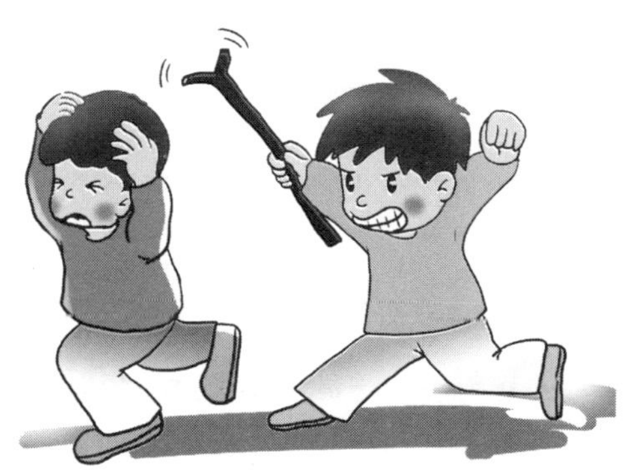

智障儿童身上，他们总是东摸摸、西抓抓，受到阻拦时也不知“改过”。

这种多动与正常儿童的活泼、淘气不同，表现在他们没有什么目的，行为也没有什么规律，只是一种不可抑制的兴奋的自然表露而已：碰到什么就摸什么，找不到东西玩弄的时候，他们就胡乱地走来走去（如果会走的话），碰倒椅子、凳子，也不知道扶起来。

10. 情感、情绪问题

智力障碍的儿童情感发生得较晚，有时到六七岁还没有同情心和自尊心的流露，很长时间内他们的情绪只与个人的机体需要（如饥饿、口渴等）得到满足（表现为高兴）或没有得到满足（表现为不高兴）有关，看上去很幼稚；而且不论是积极的情绪还是消极的情绪，智力障碍儿童流露的时间都很短，很容易变化。

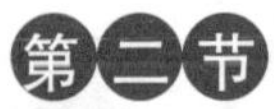

如何诊断智力障碍?

智力障碍的诊断主要依赖于智力测验和行为评定。智力测验是对一个儿童的智力进行测量，看看他的智力是否正常。

一、什么是智力和智力测验

关于智力的定义，迄今还没有一个较满意的解释。简单地说，智力是一种综合的认知方面的心理特征。也就是说，智力主要包括观察能力、记忆能力、思维能力、想象能力、判断能力和实践活动能力：感知记忆能力，重点是观察能力；抽象概括能力，是智力的核心成分；创造力，是智力的高级表现。

感知是感觉和知觉的总称，感觉是人体对客观现实的个别特性，如声音、颜色、气味等的反应。就人类而言，感觉是认识的感性阶段，是一切知识的源泉。知觉是对客观事物和表面现象或外部联系的综合反应。比感觉更复杂、更完整，实际上是不同感觉相互联系和综合的结果，但还属于认识的感性阶段。感觉和知觉相互配合，为思维提供材料。记忆力是对经验过的事物保持和再现的能力。观察力是指经过积极的思维，善于全面、深入而正确地认知事物特点的能力。抽象概括能力是指抽取同一或不同事物相同概念的能力。创造力是指首创前所未有的事物的能力。

智力既然是一种综合的认识方面的心理特征，是人类的一种属性，那么智力就是可以测量的。这种评价人的智力的方法，称为智力测验，它实际上是一种心理测验。从心理测验发展史来看，心理测验是由于社会发展需要而产生的，在 20 世纪以前，虽然有许多学者在心理测验领域中做出了很多贡献，但是法国心理学家比奈（Binet）是最早创建心理测验的人，他的量表用于鉴别心理缺陷儿童。1916 年美国斯坦福大学托门教授（Terman）对此量表进行了修订，编制成为当今世界上广泛应用的斯坦福 – 比奈智力量表（Stanford – Binet Scale）。此后半个世纪里，世界各国制定了许多智力测验量表，据估计大约有几千种，但最常用的仅 10 多种，除了美国托门修订的斯坦福 – 比奈智力量表（Stanford – Binet Intelligence Scale，SBIS）之外，还有美国著名心理学家韦克斯勒（Wechsler）编制的韦克斯勒成人智力量表（Wechsler Adult Intelligence Scales，WAIS）、韦克斯勒儿童智力量表（Wechsler Intelligence Scales for Chidren，WISC）以及韦克斯勒学前和学龄初期智力量表（Wechsler Preschool and Primary Scale of Intelligence，WPPSI）。这三个量表已被世界各国所采用。我国已经对此完成了中国标准化，并广泛应用到科研、医疗和教育各个部门。其他心理测验量表还有美国儿科和心理学家盖塞尔（Gesell）编制的盖塞尔发展量表（Gesell Developmental Scale，GDS）。此后美国又编制了筛查早期智力障碍儿童的量表，也即丹佛发育筛查测验量表（DDST）。应用 DDST 筛查智力障碍儿童虽然可靠而且省时，但在实际工作中，还嫌筛查工作量大，故又编制了丹佛发育筛查问卷（DPDQ），首先由家长根据儿童智力发育进程，回答问卷中提出的问题，医生从回答的问题中发现可疑智力低下儿童，再做 DDST 检查，这样可以大大减少工作量，适合智力低下儿童的日常监测工作和流行病学调查。

二、智力测验有哪些方法?

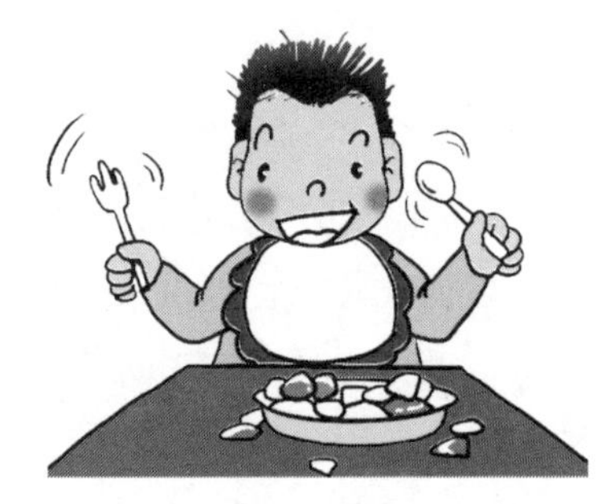

心理测验的分类方法有很多，医学上一般按测验的功能分为三类：①能力测验：一般认为能力包括实际能力和潜在能力。这两种能力很难区别。能力测验主要是测量实际能力，又分为普通能力和特殊能力测验，智力测验运用的就是普通能力测验。②学绩测验：主要了解学习成绩，被广泛应用于学校内的学科测验。③人格测验：主要用于测量人的性格、气质、品德、情绪和信念等，常用于精神卫生学科个性心理特征的测量。

目前国际上广泛应用，国内标准化的智力测验方法有七种。

（一）盖塞尔发展量表

美国心理学和儿科学家盖塞尔是盖塞尔婴幼儿智力发展量表（Gesell Developmental Scale，GDS）的创始人。盖塞尔和他的同事通过家庭记录、日志、母亲观察、临床行为报告，记录了不同年龄阶段婴幼儿行为发育的现象，找出了特殊发育阶段的里程碑似的特征，如婴儿第一次用双手去抓握一个东西，第一次说出一些词语，第一次学会走路等不同行为模式。结果发现，随着年龄的增长，婴幼儿的大运动、精细动作、适应性、语言和社交行为这五个方面都具有不等速发展的特征，每一个

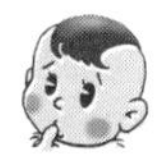

阶段代表一个成熟水平。根据对婴幼儿发育全过程特点的系统观察，发现婴幼儿行为系统的建立是一个顺序发展的过程，它反映了小儿神经系统的不断完善和功能的不断成熟，可以把每个成熟阶段的行为模式作为智力诊断的依据，对婴幼儿智力发育作出评价。作者于1940年在耶鲁大学发表了盖塞尔婴幼儿发展量表，此量表迄今仍为世界公认的经典标准。盖塞尔发展量表包括五大行为领域，适用于出生4周~6岁的儿童。盖塞尔发展量表是一种诊断量表，智力发育水平用发育商来表示，如果适应行为发育商（DQ）低于75应怀疑有智力发育落后，再结合其他临床指标作出最后诊断。本量表专业性较强，具有较为可靠的诊断价值，不但在国际上得到广泛的应用，而且成为各国编制婴幼儿测查量表的楷模。

1. 测查内容

测查内容及实施 Gesell 发育诊断量表将行为的发育分为适应性、大运动、精细动作、语言和个人社交五个能区。

（1）适应性：这是最重要的能区，它涉及人脑对刺激物的组织、相互关系的知觉。主要是指婴幼儿对外界刺激的分析和综合能力，如对物体和环境的精细感知和运动调节能力，解决实际问题时运用器官的能力，对出现的简单情景发挥新的调节作用的能力等。这是在视觉、听觉、大运动和精细动作发展的基础上所形成的综合判断能力。

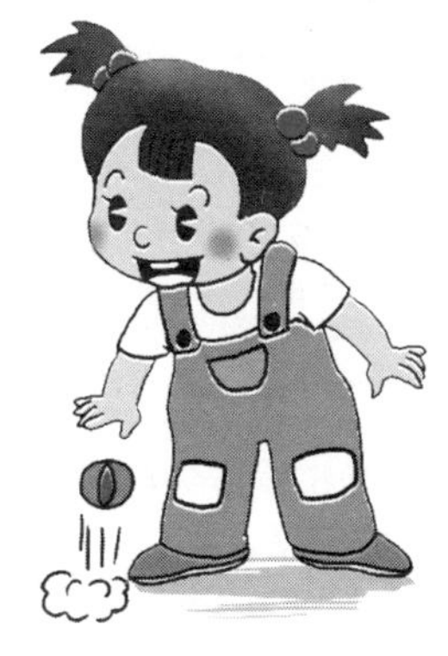

（2）大运动：反映的是人脑对身体大肌肉活动的平衡性与

灵活性的控制能力。主要是指头、颈、躯干和四肢的幅度较大的动作，如抬头、翻身、坐、爬、站、走、跳等活动和姿势反应，躯体平衡等各种运动能力。早期的动作发展在某种程度上标志着心理发展的水平，同时，动作的发展又可以促进整个心理的发展。

（3）精细动作：主要是指手的动作、手眼协调能力的发展，如抓握、摇动、拇指与其他指对捏、握笔画、搭高、折纸、使用筷子等。

（4）语言能力：语言是在环境中通过向别人学习和不断强化发展起来的，这是人类所特有的心理活动。语言表达功能依赖社会环境，但同样也需要感觉、运动和大脑皮质的完整。检查内容包括对语言的感知、理解、表达，通过看得见、听得着的交谈方式来进行，如面部表情，打手势，身体移动，发出声音，说单字、词语和整句话。

（5）个人社交行为：是指孩子对现实社会文化的个人反应，其行为模式也是由内在成长因素所决定的，有一定的发展程序，如对人和环境的反应、生活自理能力等。

2. 适用对象

该量表适用于出生4周~6岁的儿童，检查程序按发育成熟的规律，将其分成13个年龄组。0~3岁分8个关键年龄，即：4周、16周、28周、40周、52周、18个月、24个月、36个月。3岁半~6周岁分为42个月、48个月、54个月、60个月、72个月5个年龄组。最重要的测试内容见表5-1。

表 5－1 Gesell 智力发育程序检查表

测查内容	36 周	40 周	44 周
适应性	方木、杯：用方木击打杯 方木、杯：从杯中取出方木 小丸、瓶：握瓶、拾小丸 铃：抓住铃柄自动地摇	方木：握住两块、比配 小丸：用食指拨弄小丸 铃：注意铃舌，用手拨弄铃舌 环与绳：看环拉绳	方木、杯：将方木拿到杯中但不放松手 方木：揭开纸见到方木 小丸、瓶：先接近小丸 小丸、瓶：隔着玻璃指小丸 形板：能从洞里拿出圆木块 形板：拿圆木敲或放在洞边 图画书：看书中的图画
大运动	坐：稳定 坐：从坐到俯卧能控制 爬：用手和膝盖爬 俯卧：从俯卧到坐 站：拉栏杆站起	围栏：用双手扶栏杆，挪动脚 围栏：扶拦从地上拾起东西 围栏：扶拦自己能坐下 围栏：扶拦会抬起 1 只脚又放下	坐：左右转自如 走：拉着两手走 围栏：用一只手扶栏，挪动脚

续表

测查内容	36周	40周	44周
精细动作	小丸：平剪式抓握	小丸：低级钳式捏 小丸：立即拿起 绳：剪式抓握	方木：笨拙地放下 绳：立即拿起
语言	词汇：说任何一个字 发音：发“妈妈”音，但无所指 发音：听音乐时跟着唱	词汇：叫“爸爸”有所指 词汇：说出任何两个字 理解：表演一个幼儿游戏 理解：对“不行”有反应 理解：听到妈妈在哪儿、爸爸在哪儿，转头找	词汇：叫“妈妈”有所指 词汇：说出任何三个字 发音：开始出现难懂的话 理解：表演两个幼儿游戏
个人—社交	哺喂：自己握住奶瓶吃奶 社交：模仿两个幼儿游戏 社交：玩躲猫猫游戏	社交：模仿三个幼儿游戏 社交：招手表示再见 社交：伸手把玩具给别人，但不松手 把玩具放在台上或旁边的围栏里 穿衣：手进衣袖后会伸胳膊	喂食：会用杯子喝水 社交：用手势或语言要求时给人玩具 穿衣：穿裤时伸脚 对镜：手握球击镜面

3. 测查原则

（1）基本记录符号：（ + ）表示小儿表现的行为模式能在一次或多次场合很好地完成；（ − ）表示小儿还不够成熟，对某个特定的模式还不能表现。检查者在检查的过程中应将小儿的各种行为在自己的头脑里保留一个生动的图像，检查完毕后立刻记录在记录纸上，不要边检查边记录，以免扰乱小儿自然的行为表演。

（2）选择起始年龄：以智力筛查结果和小儿临床表现及实际年龄选择测查的起始年龄。

（3）测查界限：测查时应测至小儿的最低水平，即该能区小儿行为完全表现为（ + ）号，以及最高水平，即该能区为小儿由（ + ）完全变成（ − ）为止。

4. 测查方法举例（以40周的5个能区为例）

（1）适应性：方木：握住两块、比配。小儿从桌面上，两手各拿起一块方木，把方木互相靠近或对敲着，仔细看着它们，好像把两块方木在进行着比较，必须是两个上肢同时举起，同时活动。记录。

（2）大运动：围栏：用双手扶栏杆，挪动脚。小儿双手扶住栏杆，能抬起脚，可以在围栏内横着走，一边走一边移动手。记录。

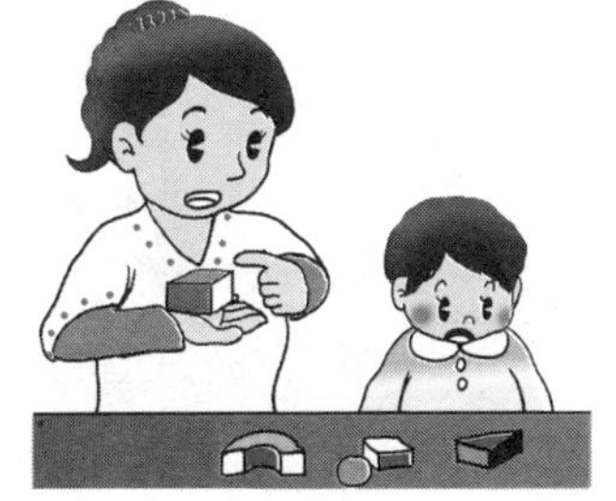

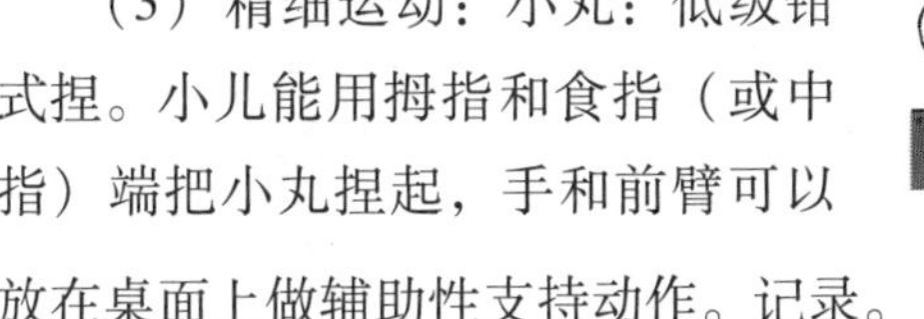

（3）精细运动：小丸：低级钳式捏。小儿能用拇指和食指（或中指）端把小丸捏起，手和前臂可以放在桌面上做辅助性支持动作。记录。

（4）语言：词汇：说出任何两个字。小儿能说出任何两个单字，发出有意义的音，它指的是人、动作、物体等。记录。

（5）个人－社交：社交：招手表示“再见”。让妈妈先用语言跟他说“再见”，观察小儿是否挥手表示再见，如果不合作，看能否模仿做出动作。记录。

5. 测查结果分析

（1）成熟年龄的评价：评价成熟年龄是通过判断小儿的行为应属于哪个年龄水平。这个成熟年龄是计算发育商数的根据。Gesell 的成熟年龄的评价方法，有估计法和计算法两种。

1）估计法：根据发育程序表上（＋）和（－）符号的分布年龄范围进行评价。从发育诊断的立足点来说，（＋）和（－）号的意义永远是相对的而不是绝对的。发育成熟的最后估计是根据（＋）和（－）符号的分布。在任何行为区，小儿成熟水平是一个点，那个点就是集合的（＋）变成集合的（－）的地方。例如：一个 40 周的婴儿，适应性行为在 40 周全部是（＋），而且在 44 周及 48 周的项目中各有一个（＋）。这样小儿适应性行为的成熟年龄更靠近 42 周，因为 40 周的小儿逐步完成了 44 周和 48 周的项目水平。

2）计算法：计算发育年龄的公式如下：

$$DA=\frac{\sum\ (W\times n)}{\sum_n}\text{或}\ DA=\frac{\sum\ (W\times n)}{\sum_n}$$

该式中：DA 表示发育年龄，W 表示周龄，M 表示月龄，n 表示（＋）号的个数。

（2）发育商数：将以上发育量表所评价的发育年龄与小儿实际年龄进行比率，也就是发育速率，用发育商数（developmental quotient，DQ）表示：

$$\text{发育商数}（DQ）=\frac{DA}{CA}\times 100=\frac{\text{发育年龄}}{\text{实际年龄}}\times 100$$

盖塞尔提出了发育商数（*DQ*），他反对使用一个总的智力商数来描述儿童的发育，他认为儿童在上述 5 个方面的发育是不平衡的，每一方面的作用都有其诊断的重要意义，可以分别测得小儿的发育商数。

6. 诊断评价

（1）行为评价：①每个能区的成熟年龄和发育商数。②描写小儿在测查时的表现：反应是否灵敏，是否合作，注意力，自信心，有无异常小动作，和平日表现是否一致。③行为特征：只写没达到年龄水平的项目，并注明这一特征相当于多大年龄，如 28 周小儿不能一手拿一块方木，只能注意方木，就要注明这一动作相当于 16 周水平。

（2）诊断：①按 *DQ* 的分数。以 *DQ*100 为平均水平，一般将智力异常分为：极重度智力异常 *DQ* <20；重度智力异常 *DQ* 20 ~ 35；中度智力异常 *DQ* 36 ~ 51；轻度智力异常 *DQ*52 ~ 67；边缘型智力水平 *DQ* 68 ~ 85（婴幼儿期边缘型 *DQ* 68 ~ 75）。②指出目前发育的一般成熟水平、行为的质量和发育水平，如果没有达到平均水平，要写出发育的百分数，如 *DQ* 55 ~ 60，低于平均水平，只达到正常成熟度的 55% ~ 60%，这时要同时指出有轻度智力缺陷。

（二）丹佛发育筛选测验

丹佛发育筛选测验（Denver developmental screening test, DDST）和丹佛发育筛查问卷（DPDQ）是由美国儿科医生 Frankenburg 和 Dodds 根据学龄前儿童尤其是婴幼儿智力监测的实际需要而改编的一种筛查量表。本量表从十余种婴幼儿量表中选出 240 项，经过严格筛选，将 105 个项目发布在 4 个能区的 0 ~

6 岁范围内，用于学龄前儿童的智力筛查。本量表方便、省时，其效果与诊断量表有较高的一致性，因此被世界各国广泛应用。本量表经标准化后，改为小儿智力发育筛查法，可以在全国范围内使用，目前已广泛应用于保健、医疗、科研工作中。美国丹佛城的医生们为了更大限度地减少工作量，适合社区儿童智力发育监测的需要，又编制了丹佛发育筛查问卷。社区工作者根据被监测儿童的年龄，将问卷发给家长，家长可根据自己所掌握的小儿发育情况回答问题，最后社区工作者从问卷中发现可能属于智力发育迟缓的儿童，再做 DDST 测查，如属于可疑或异常，还需用诊断方法确定诊断。

1. 适用对象

DDST 测查对象为出生到 6 岁正常或基本正常的小儿，它能把发育上可能有问题的小儿筛查出来。临床上常用于：①筛查出一些可能有问题，但临床上无症状的小儿。②对感受到有问题的小儿可用 DDST 客观上加以证实或否定。③对高危小儿可进行监测。DDST 测查的目的是进行智力筛查，而非诊断，筛查出来的可疑或落后者，再进行诊断性检查，可提高诊断效果。

2. 测查内容及实施

（1）DDST 标准测查工具：①红色绒线团（直径约 10cm）。②葡萄干若干粒（或类似葡萄干大小的小丸）。③细柄拨浪鼓。④11 块每边长为 2.5cm 的方木（红色 8 块，蓝、黄、绿各 1 块）。⑤五色透明玻璃小瓶（瓶直径 1.5cm）。⑥铃。⑦花皮球 2 个（直径 7cm 1 个、直径 10cm 1 个）。⑧红铅笔。

（2）筛查记录表：发育筛查记录由 104 个项目组成，排列于出生至 6 岁年龄的范围内，分别安排在 4 个能区：①个人 - 社会：这些项目表明小儿对周围人们应答的能力和料理自己生

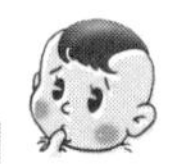

活的能力。②精细动作－适应性：这些项目表明小儿看的能力和用手取物与画图的能力。③语言：这些项目表明小儿听、理解和运用语言的能力。④大运动：这些项目表明小儿坐、行走和跳跃的能力。

3. 结果解释

（1）结果评定步骤：在年龄线左侧的3个项目，如果通不过，除用“F”表示，还应该用红笔醒目地标记出来，认为该项目为发育迟缓。压年龄线的项目如果未能通过，仅仅用“F”表示，但不能认为发育迟缓，不必用红笔标记。每次筛查时根据迟缓项目数将筛查结果分为异常、可疑、无法解释、正常四种。

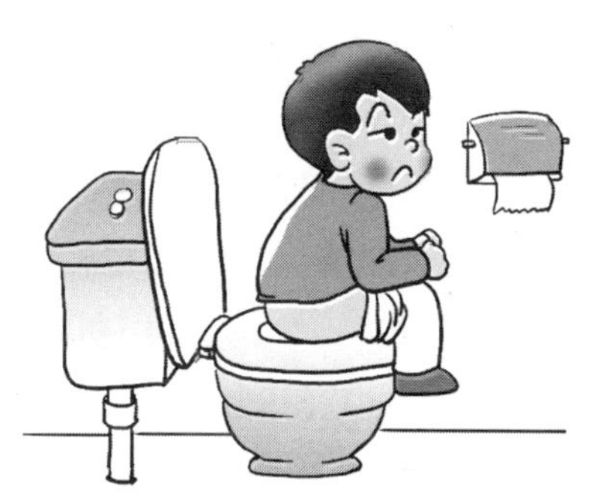

1）异常有两种情况：①1个或更多能区有2项或更多项迟缓。②1个能区有2个或更多项目迟缓，加上1个能区或多个能区有1项迟缓和在那个能区通过年龄线的项目都未通过。

2）可疑有两种情况：①1个能区有2项或更多项迟缓。②1个能区或更多能区有1项迟缓和在那个能区通过年龄线的项目都未通过。

3）无法解释：若不合作的项目为数太多，会导致结果无法解释。

4）正常：无上述情况者。

（2）复查与诊断：如果第一次为异常、可疑或无法解释，于2～3周后应予以复查，如果测查结果仍为异常、可疑或无法解释，而家长亦同意测查结果和小儿平日的行为基本符合，此时应进行诊断性检测，以确定小儿是否发育异常。

（三）贝利婴幼儿发育量表

贝利婴幼儿发育量表（Bayley Scales of Infant Development，BSID）是由美国加州柏克利婴儿发育研究所的儿童心理学家NancyBayley所编制的，最早版本形成于1933年，发表于1969年。BSID是根据它之前的加利福尼亚儿童心理量表、加利福尼亚学前心理量表、加利福尼亚婴儿运动发展量表及Gesell量表等扩充和改进而来的。贝利量表在测验编制方法上优于Gesell量表，Anastasi（1997）认为它是一个十分出色、适用于最小年龄水平的测验。1993年发表的BSID第二版（BSID－Ⅱ），将适用的年龄范围扩大到3岁半儿童。

贝利婴幼儿发育量表中国城市修订版（BSID－CR），由湖南医科大学易受容教授根据Baylay1969年版本进行修订和标准化，目前已广泛用于我国婴幼儿的临床发育检测。

1. 测验内容

用于评定1～30个月之间的儿童发展状况。它包括3个分量表：

（1）智力量表（mental scale）：测量感知觉的敏锐性、记忆、学习、问题解决、发音、初步的言语交流、初步的抽象思维等功能，用智力发育指数（MDI－mental development index）表示，平均数为100，标准差为16。

（2）运动量表（motor scale）：测量坐、站、走、爬楼梯等大运动能力以及双手和手指的操作技能；也包括评定感觉和知觉－动作统合的项目，用精神运动发育指数（PDI－psychomotor development index）表示，平均数为100，标准差为16。

（3）行为评定量表（infant behavior record，IBR）：评定个性发展的各个方面，例如情绪行为和社会行为、注意的广度和唤醒、持久性、目标定向等。对于每个项目和所评定的具体行为，采用五级评分，主试在施测智力和运动量表的项目后进行行为评定，根据主试对婴幼儿测试过程中的观察，也根据带养人提供的信息，得出百分位等级分数，结果分为“不理想”、“有问题”、“在正常范围内”。

2. 实施方法

（1）量表的情景编码：BSID的测试程序结合了比纳量表的心理年龄的概念及Wechsler智力量表中分量表的编排方式，分别将智力量表和运动量表中多数条目组成不同的序列，每一序列以不同的字母（A、B、C、D……）进行情景编码，在每个编码组中，各测验条目按照难易程度（由易到难）排列，使用一种刺激物，便可在几个不同的年龄水平上计分，在整个量表中，各编码组按照各组第一测试条目的难度排列，有的组按AC进行编码（同时利用了A组的摇铃和C组的摇鼓作为刺激物）。凡是位于同一编码组的条目，可以在同一时间内频繁地观察与计分。以智力量表中的蓝色模块为例，它的情景编号是R，所含条目有117、123、130、139、149、158和160。测试者给儿童提供一套蓝色模具，便可根据儿童完成任务的程度，同时对7个条目计分。

（2）变化范围——基础水平与最高水平：①基础水平指开始失败之前的那个条目。在智力量表上，常以连续10次成功的最高条目为代表；在运动量表中，只计算6次成功的条目。②最高水平代表了最困难的成功。在智力量表上，常以连续10次失败之前的成功条目为代表；在运动量表中，只计算 6 次失败的条目。变化范围包括从基础水平到最高水平之间的全部条目。贝利婴幼儿发育量表内容举例见表 5－2 与表 5－3。

表 5－2　贝利婴幼儿发育量表：智力量表

项目	年龄	情景	项目名称	记分
1	0.1	A	对铃声反应	
2	0.1	B	抱起时安静	
3	0.1	C	对摇鼓声反应	
4	0.1	A	对尖声反应（电灯开关）	
5	0.1	D	短暂地注视红环	
6	0.2	E	短暂地注视人	
7	0.4	D	较长时间地注意红环	
8	0.5	D	眼的水平协调活动（红环）	
9	0.7	F	眼的水平协调活动（光）	
10	0.7	E	眼睛追随移动的人	
11	0.7	E	对说话声音反应	
12	0.8	F	眼的垂直协调活动（光）	
13	0.9	G	发声一至两次	
14	1.0	D	眼的垂直协调活动（红环）	
15	1.2	F	眼的旋转协调活动（光）	

［注］情景编码：A 对铃声反应；B 对抱起反应；C 对摇鼓反应；D 红环——视觉反应；E 对人的社交反应；F 红光——视觉反应（光）；G 发声

表 5-3　贝利婴幼儿发育量表：运动量表

项目	年龄	情景	项目名称	记分
1	0.1	A	抱起靠肩时抬头	
2	0.1	A	抱起靠肩时调整姿势	
3	0.1	B	侧头	
4	0.4	B	爬动	
5	0.8	C	保留红环	
6	0.8	C	伸臂玩耍	
7	0.8	C	踢腿玩耍	
8	0.8	A	头部竖起垂直位	
9	1.6	A	头部稳定地竖起	
10	1.7	C	抬头（背悬位）	
11	1.8	CI	由侧卧转向仰卧	
12	2.2	B	俯卧位用双臂撑起自己	
13	2.2	D	支撑下坐起	

［注］情景编码：A 竖抱小儿；B 俯卧于床或桌面上；C 仰卧于有栏的床内——四肢活动；CI 仰卧于有栏的床内——转身；D 坐在坚固的平面上

3. 量表计分

（1）粗分：指儿童所通过的总条目数，包括所有低于基础水平的条目（不论是否进行了测试）。根据条目编号，计算粗分。

（2）儿童生物年龄：用测试日期减去出生日期（将所有的月份平均看成是 30 天）。对于早产儿需用矫正年龄（应减去提前出生的天数）。

（3）心理发展指数和心理运动发展指数：研究者用心理发

展指数（mental developmental index，MDI）和心理运动发展指数（psychomotor developmental index，PDI）来表示儿童的发育水平，这两个标准分的转换公式与斯坦福－比奈智力量表的智商计算公式（平均值为100，标准差为16）相同。使用者可以根据被试者的年龄查相应的附表，将粗分分别转换为心理发展指数和心理运动发展指数。

4. 常模

贝利婴幼儿发育量表的常模样本是根据美国1960年的人口资料，按性别、民族、社会经济地位、城市和农村以及地区等变量分层取样。

BSID第二版常模的建立根据地域、年级、性别、种族和父母受教育程度分层，随机抽取1700名正常儿童，从1～42个月，分成17个年龄组，每组包括男女各50人。1～30个月每隔1个月为1个年龄组；30～42个月每隔6个月为1个年龄组。

中国贝利婴幼儿发育量表常模在全国12个城市取样，共采集正常婴幼儿样本2409例，从2～30个月，每1个月为1个年龄组，共计29个年龄组，各组样本数量从40～146例不等，男、女比例大致各半，采样时注意婴幼儿父母的受教育程度和职业分布尽可能广些。

5. 信度与效度研究

（1）信度研究：美国常模14个年龄组智力分量表的分半信度为0.81～0.93，运动分量表的分半信度为0.68～0.92，而智力分量表与运动分量表的相关则在0.18～0.75之间。

中国修订版常模14个年龄组智力分量表的分半信度为0.79～0.93，运动分量表的分半信度为0.69～0.95，而智力分量表与运动分量表的相关变化范围较大，在0.20～0.65之间。不同测试者之间评分一致性 Kappa 值为 0.86（$P<0.01$）。对 18 名 8 个月和 24 名 24 个月的儿童间隔 1 周后进行重测，智力分量表重测信度为 0.90 和 0.73，运动分量表重测信度为 0.94 和 0.83。

（2）效度研究：美国版本中报告量表成绩随实际年龄增长而升高，具有良好的区分效度。在一个 120 名 24～30 个月龄的婴幼儿样本中比较了贝利婴幼儿发育量表的智力分量表得分与斯坦福－比奈智力量表智商之间的关系，发现第 24、27 和 30 个月三个组智力分量表得分与智商的相关系数为 0.40～0.50。中国修订版中报告与 Gesell 量表发育商数的相关系数为 0.70。

（四）0～3 岁婴幼儿发育量表

0～3 岁婴幼儿发育量表（GDGG）是中国科学院心理研究所与中国儿童发展中心合作，由范存仁教授牵头，以盖塞尔发育量表、贝利婴幼儿发育量表和 DDST 等为蓝本制作的一套婴幼儿发育量表，适用于 2 个月～3 岁婴幼儿智力发育状况的评估。

1. 测验内容及实施

全套量表包括智力和运动两个分量表，智力量表共 121 个项目，运动量表共 61 个项目。实施方法同贝利量表。

2. 常模

1984 年开始按照我国 1982 年人口普查的资料在全国 12 个大、中、小城市分层按比率取样，1987 年完成全国常模制定，共计 1600 名儿童。年龄覆盖范围 2～36 个月，半岁以前每个月为 1 个年龄组，半岁～1 周岁每两个月为 1 个年龄组，1～3 岁每 3 个月为 1 个年龄组，共 16 个年龄组，每组采样 100 名。

3. 信度与效度研究

（1）信度研究：智力分量表 16 个年龄组的分半信度为 0.35

~0.99，运动分量表的分半信度为0.82~0.98。两个分量表得分之间的相关系数为0.38~0.66。测验者与观察者评分间的一致性为0.97~0.99。191名24~36个月的儿童间隔1周后进行重测，智力和运动分量表的重测信度分别为0.96和0.97。

（2）效度研究：对101名30~36个月儿童应用CDCC和Gesell发育诊断量表同时进行测试，CDCC发育指数与Gesell发育商数之间的相关系数为0.5。

（五）绘人试验

古德依纳夫绘人试验（Goodenough draw person test）是1926年由美国明尼苏达大学的古德依纳夫（Goodenough）首先提出的，他认为绘人可以作为儿童智力测验的一种方法，并编制了绘人试验的评分标准。1963年美国的哈里斯又进行了较系统的研究，并发表了论文。绘人试验工具简单，指导语明确，能进行集体测验，是一种较好的智力筛查方法。此种测验方法虽然受到不同程度文化背景的影响，但在不发达的地区，绘人试验与其他智力筛查方法相比，仍然是一种可靠的筛查方法，适用于5~12岁儿童的智力筛查。我国在解放前就引进了绘人试验，近些年来，北京儿科研究所等单位进行了标准化工作，修订了评分标准，并规定5岁为绘人试验的最小年龄。

（六）斯坦福－比奈智力量表

斯坦福－比奈智力量表（Stanford－Binet intelligence scale，SBIS）是1916年在比奈智力量表的基础上，由美国心理学家托门多次修订而成的儿童心理量表。1924年陆志韦教授首先引进此量表，并修订为中国版的比奈－西蒙智力量表。近些年由北京大学吴天敏教授再次修订，适用于 2 ~ 18 岁年龄组。由于其他更优秀量表的出现，此量表在近年的应用受到限制。

（七）韦克斯勒智力量表

韦克斯勒成人智力量表（Wechsler adult intelligence scales, WAIS）、韦克斯勒儿童智力量表（Wechsler Intelligence Scales for children, WISC）和韦克斯勒学前和学龄初期智力量表（Wechsler preschool and primary scale of intelligence, WPPSI）：由于斯坦福－比奈智力量表只适用于儿童而不适用于成人，故美国韦克斯勒医生于 1934 年编制了世界上第一个成人智力量表。他认为“智力是个人有目的的行动、理智的思考以及有效地应付环境的整体综合能力”，所以他在量表中涉及了 11 个分测验，如理解、算术、背数、类同、填图、词汇、常识、数字广度、图片、拼图和积木。这就是本量表最重要的特点，它较好地反映了智力的整体和各个侧面，能比较全面地评价人的智力的高低。另外一个特点就是采用了离差智商，解决了过去比例智商造成的各年龄组平均值不相等的问题。以后韦克斯勒根据自己的经验，编制了儿童智力量表、学前和学龄初期智力量表。儿童智力量表增加了一个迷津测验，共 12 个分测验，并降低了整个测验的难度，美国儿童有 10 个分测验是必做的，言语量表中的背数和操作量表中的迷津为替换测验。

此量表适用于 6 ~ 16 岁的儿童。1979 年由北京师范大学等单位完成了中国的标准化工作。学前和学龄初期智力量表包含了 11 个分测验，其中 8 个分测验是由 WISC 改编的，3 个分测验是新增加的。次量表适用于 4 ~ 6.5 岁儿童。1982 年由湖南医科大学等单位完成了成人和学前与学龄初期智力量表的标准化工作。

三、智力测验应用在哪些方面?

(一)关于智力测验的评价

自从智力测验诞生以来，虽然各种智力测验确实也有许多不够完善的地方，不断地受到一些人的各种各样的指责，但智力测验已被广泛应用于医学、教育等领域。在选拔人才及就业，教学和科研工作评价，临床智力障碍、精神病和脑功能障碍的诊断，尤其在早期儿童智力监测、早期发现问题和早期干预中广泛应用。智力测验是研究心理学的有效方法，它不但推动了心理学理论的发展，而且也为社会各部门服务。目前最常用的智力测验仍有不足之处，这就需要加强智力测验方法的研究，以便适应社会多方面的需要。

(二)智力测验的有关概念

(1)实足年龄(chronological age , CA):也称实际年龄，也就是从被测者的出生日到测定日的实际年龄，如果天数不足15天可以不计，天数等于或超过15天可以增加1个月，例如一个出生于1993年6月26日的儿童，1997年5月6日接受智力测验，那么这个儿童的实足年龄为3岁10个月，余10天可以省去。

(2)智力年龄(mental age, MA):是通过智力测验所测得的智力相当于一般儿童某年龄段的智力水平。如果实足年龄7岁的儿童，仅能完成6岁组应通过的项目，那么这个儿童的智力年龄为6岁。

（3）比率智商：智力年龄与实足年龄的比，得出的智商称为比率智商。比率智商由于它本身的局限性，许多测验很少采用。其计算公式为：

$$比率智商 = \frac{智力年龄（MA）}{实足年龄（CA）} \times 100$$

（4）离差智商：是将各年龄组不同的智商均值和标准差标化成均值为 100 和标准差为 15 的智力分数，这样就克服了比率智商只能与自己比较的缺点，而是与同年龄组的总体平均水平相比较，适合于各个年龄阶段的人。因而，离差智商被许多智力测验所采用。其计算公式为：

$$离差智商 = 100 + 15Z$$

$$Z = \frac{X - X_1}{S}$$（X 为均值，X_1 为测定的智商，S 为标准差）

四、什么是适应行为和适应行为评定？

适应行为（adaptive behavior，AB）又称社会生活能力，它是指人适应赖以生存的外界环境的能力，也就是个体对其周围的自然环境和社会环境对付和适应的能力。美国智力障碍协会认为：事业兴旺是个体实现其所期待的与其年龄和文化相适应的个人独立与社会职责的程度或功效的标志。人的适应行为受着个体发展和环境要求两个因素的影响，个体发展又受着成熟程度和学习两个因素的制约，故人的不同发展阶段适应行为是不一样的。学龄前一般表现为感觉、运动协调、自理技能和语言成熟的程度；学龄期则表现为学习技能；成人期则表现为社会适应能力。文化环境对人的适应行为也有很大的影响，这是因为不同文化环境对人的适应行为有不同的要求和期望。对适应行为的评定必须考虑年龄和文化背景，不然就不能进行正确的评定，常模的制定也要考虑这两个因素。适应行为的评定主要遵循两个标准：①个人独立的程度。②满足个人和社会义务和要求的程度。

五、适应行为评定的方法

适应行为评定的方法同心理测验一样，种类繁多，以致使心理学家不能统一管理。已经得到世界公认而最常用的适应行为评定方法有六种。

（一）AAMD 适应行为量表

1965 年，AAMD 开始研制适应行为量表（AAMD adaptive behavior scale，ABS），经过多次修订，1981 年才成为现在被世界各国所采用的适应行为量表，用于评价 3～69 岁智力残疾、情绪适应不良和发育障碍的个体。1994 年，湖南医科大学完成了国内标准化工作，并在全国推广。

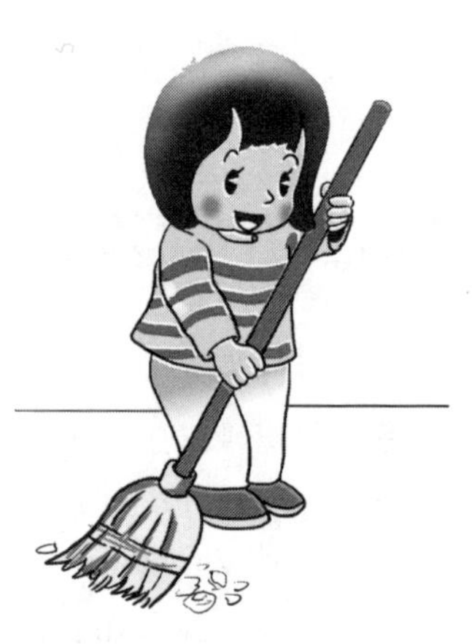

1. 量表的内容与实施

量表包括两部分：第一部分沿个体发展这条线设计，包含 10 种行为维度，主要测量人们的基本生存技能和维持个人独立生活的重要习惯；第二部分则关注不适应的行为，涉及 14 个与人格和行为障碍有关的适应不良行为（表 5－4）。

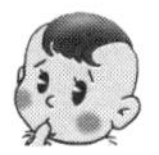

表 5－4　AAMD 适应行为评定量表的结构

<table>
<tr><th colspan="2">第一部分：适应行为</th><th>第二部分：人格和行为障碍</th></tr>
<tr><td>1. 自理能力</td><td>①吃　②大小便　③个人卫生　④外表　⑤衣服整理　⑥穿衣脱衣　⑦出行　⑧总体自理能力</td><td rowspan="10">1. 暴力和破坏性行为
2. 反社会行为
3. 反抗行为
4. 不可信赖
5. 退缩
6. 刻板行为和古怪的癖性
7. 不恰当的人际交往方式
8. 不可接受的发声习惯
9. 不可接受或怪异的习惯
10. 自发辱骂行为
11. 多动倾向
12. 性越轨行为
13. 心理混乱
14. 药物滥用</td></tr>
<tr><td>2. 身体发育</td><td>①感觉发育　②运动发育</td></tr>
<tr><td>3. 经济能力</td><td>①掌握钱和预算能力　②购物能力</td></tr>
<tr><td>4. 语言发育</td><td>①表达　②理解　③社会语言发育</td></tr>
<tr><td>5. 数字和时间
6. 家务劳动</td><td>①打扫卫生　②做饭菜　③其他家务劳动</td></tr>
<tr><td>7. 职业活动</td><td></td></tr>
<tr><td>8. 自我定向</td><td>①主动性　②坚持性　③空间、时间定向</td></tr>
<tr><td>9. 责任心</td><td></td></tr>
<tr><td>10. 社会化</td><td></td></tr>
</table>

一般而言，完成本量表大约花费 15～30 分钟，有三种评定方法。一种方法是由知情者填写，这要求他必须熟悉被评定者的情况，而且也掌握评定方法，可以作出准确的评定；第二种

方法是专业人员通过访谈进行直接评定；第三种方法是从多个知情人（如被评定者的父母、护士、病房看护人员）那里获得信息进行评定。

2. 测验的标准化

（1）常模：本量表常模样本约 4000 人，来自于居住在 68 个智力残疾机构的人群，但是研究者既未报告这些人的智力水平，也未说明他们智力障碍的严重程度。

（2）计分方法：原始分按 11 个年龄组转换成百分位。

（3）信度和效度研究：量表使用手册显示，第一部分不同评定者之间的平均一致性为 0.86，但第二部分仅为 0.57。其他研究者发现，第一部分的项目一致性和重测信度是满意的，而第二部分不理想。

效度研究发现，该量表能够敏感地反映康复训练的变化。Salagaras 和 Nettelback（1983）认为，第一部分能有效地区分精神发育迟滞儿童适应行为障碍的亚型。Roszkowski 和 Bean（1980）报告，第一部分的分数与 IQ 的相关系数为 0.77。

（二）文阑适应行为量表

1935 年美国的杜尔为了协助诊断智力障碍而编制了社会成熟量表，经过反复修改，才成为现在被应用的文阑适应行为量表（Vineland adaptive behavior scale，VABS）。量表适用于 0～30 岁的儿童、青年，但以儿童为主。全量表包括 8 个行为领域：一般、饮食、穿着、运动、作业、自我认知、社会化及实际能力。此量表测量的行为领域比较多，年龄跨度比较大，非常适合对智力障碍儿童施加各种干预措施的效果评定，国外利用 VABS 量表对极低出生体重儿行为发育进行较系统的长期研究，从出生一直观察到8岁，所以VABS量表有较大的临床实用价值。

1. 量表的内容与实施

VABS包括研究本、扩展本和教师本三种版本，每个版本都是从交往、生活技能、社会化和运动技能四个方面来评定被试者的适应行为的。前两个版本还包括不良行为维度，而教师版本没有这个维度。下面简单介绍这些维度的功能：

（1）交往维度测量接受、表达和书写技能。

（2）生活技能维度评定个人生活的习惯、家务劳动和社区行为。

（3）社会化维度着重在人际交往方面，例如玩耍、自由时间支配、对别人的敏感性和责任心。

（4）运动维度评定粗大和精细运动，运动的协调性。

（5）不良行为维度涉及那些不适应的社会行为。

2. 测验的标准化

（1）常模：研究和扩展版的标准化样本是根据1980年美国人口资料采样的，以年龄、性别、人种、地域、社区大小和父母受教育水平分层按比例采样3000人。年龄分组是：从出生到1岁每1个月为一组，2～5岁每2个月为一组，6～8岁每3个月为一组，9～18岁每4个月为一组。教师版的常模样本包括3～12岁的儿童3000人，采样设计方法与研究版和扩展版相同。

（2）计分方法：使用平均值为100、标准差为15的标准分来表示四个适应行为维度以及总适应行为的水平。

（3）信度研究：

1）研究版的分半信度：交往为0.73～0.93，生活技能为

0.83～0.92，社会化为0.78～0.95，运动技能为0.70～0.95，总适应行为为0.84～0.98。

2）扩展版的分半信度：交往为0.84～0.97，生活技能为0.92～0.96，社会化为0.88～0.97，运动技能为0.83～0.97，总适应行为为0.94～0.99。

3）研究版的重测信度（间隔2～4周）为0.8～0.9左右。

（4）效度研究：适应行为总分与K－ABC心理加工量表和成就量表的相关系数为0.32和0.37；对各种障碍儿童的研究发现，适应行为总分与WISC和WISC－R的相关系数：情绪障碍组为0.52，视觉障碍组为0.70，听觉障碍组为0.47。

（三）婴儿～初中学生社会生活能力量表

原北京医科大学左启华和张致祥教授1988年修订了日本S－M社会生活能力检查表，修订后的量表称为婴儿～初中学生社会生活能力量表，并建立了我国的常模，可用于评定6个月至14岁儿童的社会适应能力。全量表共132项，包括6个行为领域：独立生活能力、运动能力、作业、交往、参加集体活动和自我管理。

1. 量表的内容

原量表的内容涵盖六个基本行为领域，共130个项目。修订后的量表保留了原来的全部六个领域，共有132个项目。具体为删减了1个项目，增加了3个新项目，并对13个项目进行了适当的修改。下面简单介绍六个行为领域：

（1）独立生活能力：涉及进食、衣服脱换、穿着、料理大小便、个人和集体卫生等方面。例：能脱袜子（不借助父母的手，只要提示就可以脱）。

（2）运动能力：包括走路、上阶梯、过马路、串门、外出玩耍、上学、认识交通标识、利用交通工具等。例：能和大人拉着手外出，基本上能自己走二三十分钟的路。

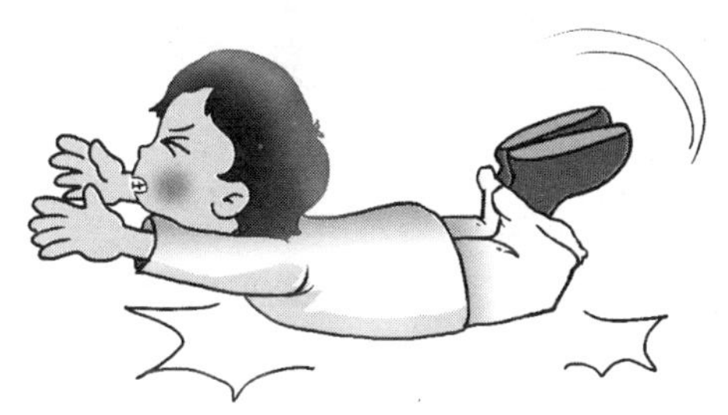

（3）作业：包括抓握东西，乱画，倒牛奶、准备和收拾餐具，使用糨糊，剪图形、开启瓶盖、解系鞋带，使用螺丝刀、电器、煤气炉，烧水、做菜，使用缝纫机，修理家具等。例：能打开小瓶的螺旋样盖子。

（4）交往：包括叫名转头，说话，懂得简单指令，说出自己的姓和名、所见所闻，打电话，交谈，看并理解简单文字书、小说和报纸，写便条、写信和记日记，查字典等。例：能写自己的姓和名。

（5）参加集体活动：涉及做游戏，同小朋友一起玩，参加班内值日、校内文体活动、旅游等。例：可以放心地让其照顾或照管年幼的孩子。

（6）自我管理：例如希望自己独自行动，理解“以后”的意思，能忍耐，不随便拿别人的东西，不撒娇，能做到独自看

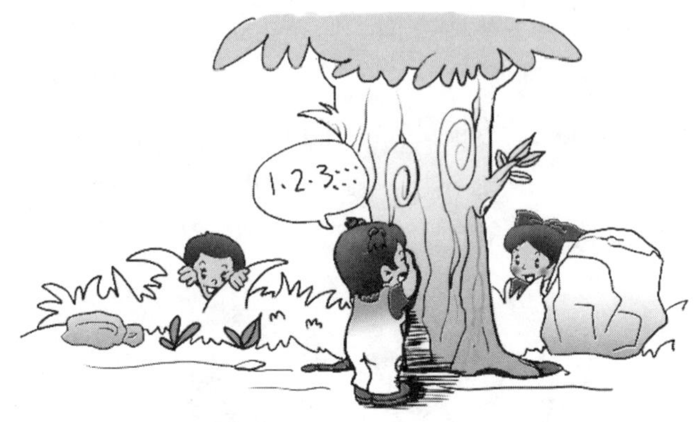

家，按时就寝，控制自己不提无理要求，不说不应该说的话，不乱花钱，有计划地买东西，关心幼儿和老人，注意卫生，避免生病，独立制定学习计划等。例：一次得到许多零花钱也不乱花，懂得把钱攒起来，能够有计划地使用获得的压岁钱、贺礼钱等。

测量上述六个行为领域的 132 个项目，由易到难混合编排。

2. 量表的实施方法

采用个别测验的方法，由儿童的父母、教师或其他监护人回答主试者提出的问题。

（1）检查起点：量表设置了 7 个检查起点，不同年龄的儿童可从相应的检查起点开始评定。

Ⅰ（6 个月 ~1 岁 11 个月）；Ⅱ（2 ~3 岁 5 个月）；Ⅲ（3 岁 6 个月 ~4 岁 11 个月）；Ⅳ（5 ~6 岁 5 个月）；Ⅴ（6 岁 6 个月 ~8 岁 5 个月）；Ⅵ（8 岁 6 个月 ~10 岁 5 个月）；Ⅶ（10 岁 6 个月以上）。测验时从相应的起点开始，如果连续 10 项通过，则认为这以前的项目全部能通过。如果这 10 项中某项失败，则立即从起点向前提问，直至连续 10 项通过，前面部分均视为能通过；然后从失败的项目之后继续评定。

（2）检查止点：连续10项失败即可终止测验，之后的项目视为不能通过。

3. 量表的标准化

（1）常模

1）年龄：从6个月～14岁，划分为12个年龄组。6个月～3岁，每半岁为一个年龄组；3～6岁，每岁为一个年龄组；6～14岁，每两岁为一个年龄组。每个年龄组取样200人，共计2400人。

2）性别：各年龄组样本中男女均各占一半。

3）地域：按我国的行政区划，在东北、华北、西北、华东、中南和西南六大区域根据经济发展水平各抽取一个城市的中等水平区和一个中等水平县作为采样地区。

4）城乡：各年龄组中，城、乡样本各占50%。经统计学检验，城、乡儿童社会生活能力差异不显著（$P>0.05$）。

5）家庭经济状况和父母受教育程度：在采样时注意各种比例分配，尽量保持与全国人口资料一致。

（2）计分方法

1）通过一项获得1分，分别计算各个领域的粗分，六个领域的合计为总粗分。

2）通过查相应年龄组粗分转换量表分，将总粗分转换成标准分。标准分计算公式为：

$$标准分=10+\frac{X-\bar{X}}{SD}$$

3）信度和效度研究：两名测验者对一个20人的城市样本先后进行独立评定，其评定结果的相关系数为0.98。

研究者在一个小学请老师对其班上20名学生的社会生活能力进行评定（分好、差两个等级），同时根据测试成绩将这些学生也分为好和差两组（高于平均值为好、低于平均值为差），总体符合率为95%。

研究者通过线索调查选择120名正常儿童进行测试，测试结果表明：117人（97.5%）属于正常范围，3人（占2.5%）被划为边缘范围。

研究者还对34名临床诊断为智力低下的儿童进行了测试，其中32名属于社会生活能力低下范围，2名属于边缘状态，符合率为94.1%。

（四）儿童适应行为评定量表

儿童适应行为评定量表是20世纪90年代初由姚树桥和龚耀先编制的，用于3~12岁儿童适应行为发展水平的评定。

1. 量表的结构和内容

该量表采用分量表结构方式，共包括3个评定因子、8个分量表，共59个项目。（表5-5）

表5-5　儿童适应行为评定量表的结构

因子	分量表	项目数
独立功能因子	感觉运动	6
	生活自理	10
	劳动力	7
	经济活动	4
认知功能因子	言语发展	9
	时空走向	4
社会/自制因子	个人取向	10
	社会责任	9

2. 测验实施和评分方法

儿童适应行为评定量表是一种他评量表，可以由经过正规训练并且熟悉被试者情况的人（如教师、在福利院工作的心理学家等）进行评定，也可以由测验者通过询问知情人（如儿童的父母、教师和其他监护人）进行评定。

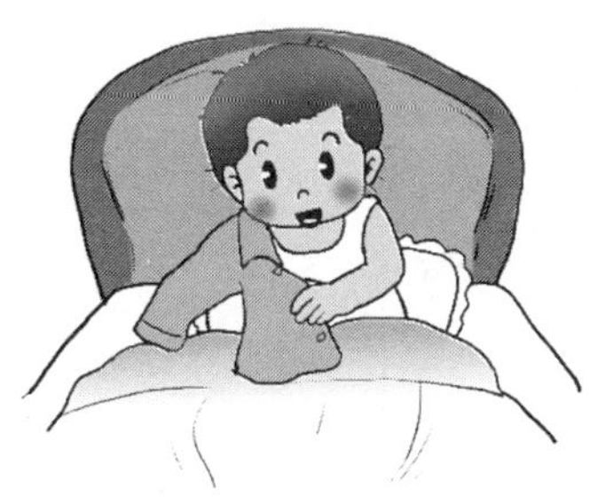

所有儿童均从第一项开始，全部项目均需逐一评定。

该量表的项目有三种题型，不同类型项目的评定方式和计分方法不同。

（1）等级项目：项目内的行为条目按照儿童行为发展顺序由高向低排列，被评定儿童所能达到的最高等级即他在该项目上的得分。例如：

穿衣服（选择一项）

自己能穿各种季节的衣服	5
稍加提醒，自己能穿各种季节的衣服	4
在提醒下自己能穿夏天的衣服	3
在帮助下东拉西扯地穿所有衣服	2
被动穿衣服时能伸手伸脚给予配合	1
完全靠别人穿衣服	0

因该儿童能自己穿各种季节的衣服，得 5 分，故在“5”上划“○”，并在方格里填上 5 分。

（2）正性平行项目：项目内的行为条目不分等级，儿童完成一个行为条目记 1 分，完成该项目中子条目数之和即项目得分。例如：

排便自理能力（选择所有合适项）

大小便时自己脱裤子	1
自己蹲（坐）便器（茅坑）	1
正确使用手纸	1
便后自己穿好裤子、衣服等	1

此例儿童能完成“大小便时自己脱裤子”和“自己蹲（坐）便器（茅坑）”两项，故得 2 分，并写在方格里。

（3）负性平行项目：该类项目均为适应不良行为。儿童存在项目中所列一个子条目记 1 分，实际得分为该项目总子条目数减去儿童所具有的行为条目数。例如：

卫生习惯（选择所有合适项）

身上发出令人不快的气味	1
自己不主动换内衣	1
如果不提醒，身上经常很脏	1
一般自己不剪指甲	1

此例儿童如果具有三个不良行为，填入第二个方格内，他的最终得分为 1 分。

3. 结果换算

（1）因子量表分：因子量表分采用 T 分来表达。将组成各因子的分量表粗分相加，得到该因子粗分，查相应年龄组的转换表即可得到因子量表分。

（2）适应能力商数（adaptive quotient，ADQ）：将三个因子分量表的量表分（T 分）相加，得到适应能力总分，然后查手册中所附“量表分转换适应能力商数表”，得到被试者的社会适应能力商数。量表采用类似韦氏智力量表的智商转换公式进行转换，其平均值为100，标准差为15。

4. 量表的标准化

（1）常模：

1）年龄：对象从3～12岁，每1岁为一个年龄组，共10个年龄组。城市常模每年龄组102～172例，农村常模每年龄组88～108例。

2）性别：城市常模男性720例，女性706例；农村常模男性493例，女性478例。每个年龄组男、女比例大致相等。

3）城乡：该量表包括城市和农村两个常模，城市常模1426人，农村常模971人。

4）地域：样本来自湖南、四川、广西、云南、山东、北京、山西、天津、广东、吉林、河北和陕西等省、市、自治区。

5）父母受教育程度和职业：采样尽量注意父母受教育程度和职业的分布，但样本中父母受教育程度显然偏高，而且科技人员和干部的比例也偏大。

（2）信度研究：

1）因子内各项目的一致性：除个别分量表外，系数大多在0.80以上。

2）重测信度：对20名儿童平均间隔15天后再次评定，重测相关在0.96～0.99之间。

3）评定者之间的一致性：两名评定者对同一群儿童进行评定，计算他们之间的相关。结果表明：除感觉运动分量表为0.80外，其他分量表和总量表均在0.93以上。

（3）效度研究：

1）效标效度：量表手册中列出了部分效度研究的结果。

2）在一个75例的儿童样本中，除感觉运动分量表得分与婴儿～初中社会生活能力量表标准分的相关为0.70外，其他分量表的相关在0.93～0.98之间，ADQ的相关为0.98。

3）在一个幼儿和儿童样本中，ADQ与中国韦氏幼儿智力量表全量表智商的相关为0.94，与WISC－CR全量表智商的相关为0.48。

4）三个因子T分和ADQ与学习成绩的相关在0.23～0.50左右。其中认知能力与学习成绩的相关较高（0.44～0.50），独立能力与学习成绩的相关较低（0.23～0.31）。

5）分析每个年龄组儿童平均因子和总分（粗分），均随着年龄的增大而升高。组间差异显著。

6）结构效度：用主成分分析加方差极大正交旋转方法对8个分量表进行因素分析，结果将它们很好地分为三类，证明了原来的构想。

（五）巴尔萨泽适应行为量表

1971年，巴尔萨泽编制了适应行为量表（Balthazar adaptive behavior scale，BABS），用于重度智力障碍的评定。全量表包括两个部分，即自理生活能力和生活行为能力。

该量表在适应行为的评定中，采用了社会商数（social quotient，SQ）的概念作为衡量适应行为的指标。计算公式为：

$SQ=\frac{SA}{CA}\times 100$（$SA$为社会年龄，$CA$为生理年龄）

（六）智力测验和行为评定应用的现状

目前，临床智力障碍儿童的诊断主要依靠智力测验和行为

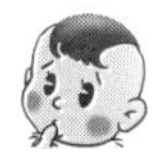

评定的结果。智力测验主要测验语言和推论能力，能最大限度地了解儿童的潜在智力，按标准化测验程序自我操作进行，在学龄期有较强的灵敏度，但是对7岁以下儿童的智力障碍诊断和中度以下智力障碍的分级实用价值较低。行为评定量表涉及了大量的日常生活最基本的内容，评定常常通过对经常接触儿童的人的访问、调查获得，能较客观地反映儿童适应行为的现有水平，但通过访问和调查所获得的资料比智力测验灵敏度低。我们希望通过心理学家的努力，能够编制出高效度的儿童心理量表，适用于儿童，尤其适用于学龄前儿童早期智力监测和干预的需要，不断地提高干预效果。

当前，我国为了适应特殊残疾儿童的需要编制了非文字智力测验，国外也编制了适合特殊发育残疾儿童、实际年龄为12~13岁而智龄小于7岁的发育障碍儿童的神经心理和运动检查(Neuropsychological and Neuromotor Examination of Children with Developmental Disabilities or Mental Retardation)。现在，临床智力障碍的诊断还要依靠智力测验和行为评定量表进行综合评定。

智障儿童的代理妈妈

“别哭，妈妈一定会常去看你。”两天前，阿杰被亲生父母接回诸暨乡下老家时，洪玫和他都很不舍。

46岁的洪玫是诸暨一名普通下岗女工，10年间，她当过33名智障孩子的“代理妈妈”。从5岁开始，患自闭症的阿杰就寄养在她家，去年从诸暨市特殊教育学校毕业后，阿杰家人仍坚持再把他留在洪玫身边1年，前后整整10年。

10年前，洪玫从企业下岗，临时到诸暨市特殊教育学校食堂打工。那时智障儿童教学部刚成立不久，慕名带阿杰求

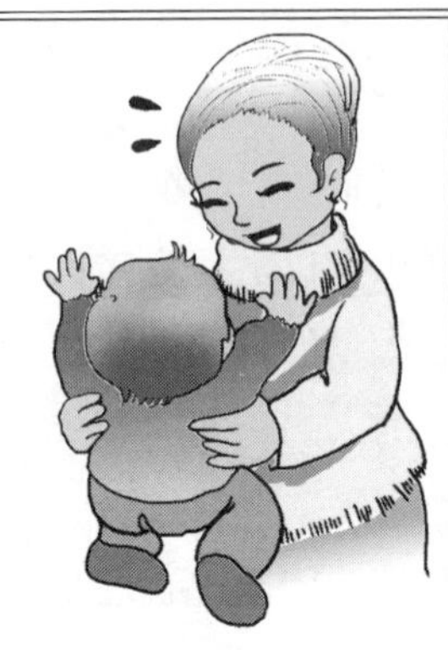

学的母亲，觉得无论如何也要让阿杰上托管班，当时已5周岁的阿杰，连爸爸妈妈都不会叫，医生诊断他患有严重的自闭症，可学校当时没有寄宿条件，除非能为阿杰找到托管的家庭。

从阿杰到后来一个个智障的孩子被洪玫领进家门，她不大的家最多时挤进7名智障的孩子，10年间，洪玫这个“代理妈妈”以自己的爱心得到了家长们的认可。

“把大小便失禁的孩子接回家养。自己的儿子反而交给外公外婆去管，洪玫真是想钱想疯了。”刚开始邻居这样说她。因为在邻居的眼里，下岗后的洪玫无非是为了挣点寄养费。后来又有人背后议论，洪玫靠收寄养智障孩子发了财。其实，上江东社区党委书记刘永琴心里最清楚，下岗不久就与丈夫离异的洪玫独自抚养儿子，是社区有名的困难户，早期特教学校支付给洪玫400多元寄养费，刚够孩子的伙食费开支；洪玫的儿子从初中到高中的学费，是在社区牵线搭桥下，该市一位教育局干部资助的。直到现在，洪玫还是每年春节被市总工会重点慰问的特困职工。

“虽然孩子智障，但他们也有学习的权利。我不管他，他们父母又没办法管，怎么办?”洪玫有一次对刘永琴说出了真心话。

其实，还有更多的苦衷外人并不知道，她从35岁就开始做单亲妈妈，后来朋友介绍了好几次对象，但一听说她

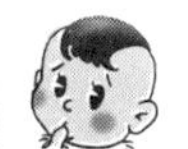

“养”了一群智障的“儿子”，结果可想而知。“连一个寄养的弱智孩子都不能接受，还能接受离过婚的女人吗?”洪玫说，到现在她还坚持自己的立场，没有爱心的男人她不会考虑。

东东是情歌王子，军军是故事大王，乐乐会算10位数以内的加减了，刚来的叶叶会叫妈妈了。洪玫总是向来家的每一位客人当面表扬孩子。寄养在洪玫家的4名智障孩子，年龄最大的东东已经19岁了，年龄最小的是8岁的叶叶。两年前刚来时，东东连1加1都不会算，现在已经能算到100以内的加减了。他最拿手的还是唱刀郎的情歌，简直能以假乱真。

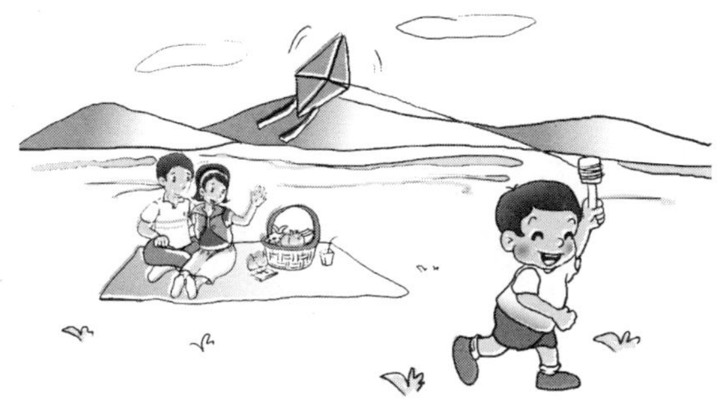

下午4点多，记者来到洪玫的家，屋里收拾得非常整洁。孩子们已经放学，家里一下子热闹起来。大家拿出作业本开始做作业，洪玫一边辅导，一边端来点心和水果。空下来的时间，她就静静地抱着叶叶，才来10多天，孩子不肯开口，而且常常大小便失禁。

“带智障的孩子很苦，主要是他们都没有安全意识，所有孩子一刻也不能离开我的视线。”洪玫坦言自己为什么能一直坚持下来，是因为她喜欢看到孩子们纯洁无瑕的眼睛。

“他们是我的天使。”从离异后的伤痛中走出来的洪玫，并不讳言她从这些孩子身上汲取到了力量，才使自己慢慢走出了离异的阴影。

第六章
智力障碍的预防

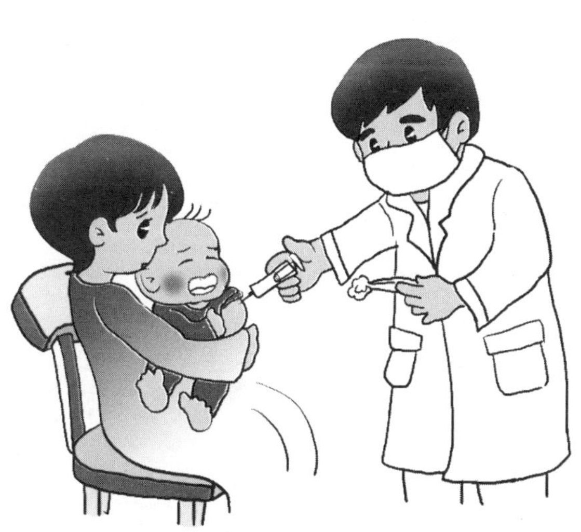

前面的章节分析了导致儿童智力障碍的原因，本章将根据病因从两个方面阐述预防措施：一方面是孕前及胚胎在母体内，母亲所需要注意的预防措施；另一方面是孩子出生时及出生后，对新生儿应该采取的预防措施。

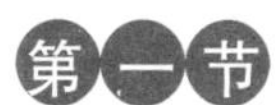

第一节 母亲方面的预防有哪些?

孩子出生前应该从孕期营养、防治贫血与妊高综合征、遗传、防止早产及其他方面进行预防。

一、孕期营养问题

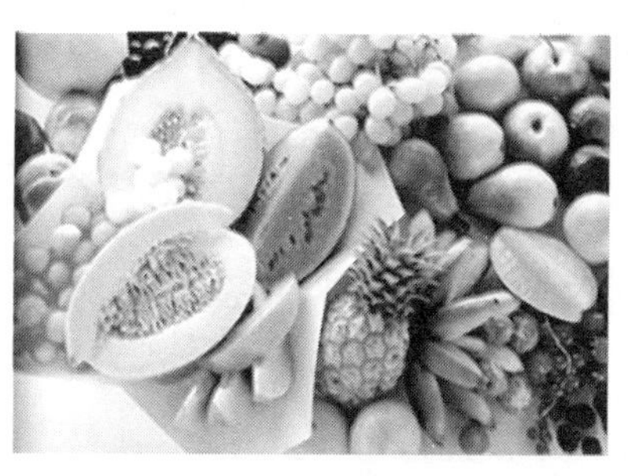

胎儿在不同发育阶段的生长速度不同，所需的营养物质的量也不相同。如果孕妇从饮食中所得的营养不能满足胎儿生长发育的需要，胎儿就将夺取母体代谢所需的营养，从而影响孕妇的健康。如果孕妇营养太差，胎儿在母体内摄取的营养不足，则限制胎儿的正常发育，导致低体重儿，增加围产儿的死亡率。如果无限制地增加孕妇的营养，出现营养过剩，则孕妇的体重增加将超过正常范围，造成孕妇肥胖，在分娩时可造成难产。胎儿营养过剩可导致巨大儿，增加剖宫产率，巨大儿经阴道分娩时，可导致产伤、死产或新生儿窒息。故营养缺乏或过剩，均不利于母儿健康。营养学家对妊娠期营养的要求如下：

（1）热量：营养学家统计，孕期所需热量应比非孕期所需热量高25%左右，临产期所需热量更多。如非孕期每日需热量为8800千焦尔，妊娠期则每日需11720～12980千焦尔。所以妊娠期和分娩期应适当给孕产妇增加热量。

（2）蛋白质：蛋白质是构成生命的重要物质，特别对孕妇来说，蛋白质的补充非常重要。现代医学证明，一个正常非孕妇女每日所需要的蛋白质为每公斤体重0.9克，这就能维持生理需要；妊娠期孕妇的日需量则在原来基础上再加30克。饮食中蛋白质的供应不足，将影响母儿的健康。食物中以瘦肉、蛋类、豆类及乳奶类蛋白质含量最多。

（3）糖类：糖类是孕妇的主要能量来源，是保证人体生命活动的主要物质，根据孕妇及胎儿生长发育的需要，孕妇所需的糖类平均每天为0.4～0.5公斤，这些糖类的主要来源为谷类食物。

（4）脂肪：脂肪为储存在人体内的能量源，其主要功能为供应热量。孕期所需能量较非孕期多，脂肪的供应应根据孕妇的体重（胖瘦）、所从事的工作性质及孕妇的一般状况来确定。特别需要指出的是，过度肥胖及合并糖尿病的孕妇，应检测血糖，根据血糖的高低再确定补充脂肪的量。

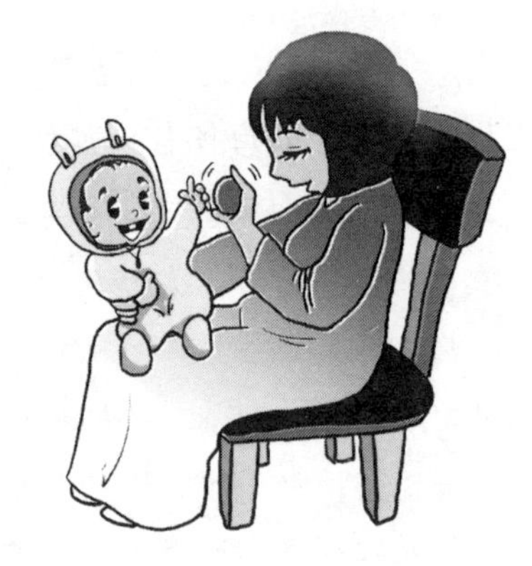

（5）维生素：维生素是维持胎儿生长发育必不可少的物质，其需要量少但作用较大，由于维生素种类多、作用不同，故缺乏不同种类的维生素，对胎儿造成的损害也不同。

1）维生素A：维生素A是防治夜盲、促进生长、提高机体抵抗力的重要物质。非孕妇女缺乏维生素A，则易患夜盲症，抵抗外界疾病侵袭的能力降低，皮肤干燥；孕妇缺乏维生素A，除有以上症状外，还易发生早产及产后感染，也影响胎儿的正常发育。食物中以肝、鱼肝油及蛋类维生素A含量最多。

2）维生素B：维生素B种类多，作用机理不尽相同，其主要功能为预防神经炎和保证消化吸收，并参与机体的重要新陈代谢，是维持组织器官正常功能的必需物质。如孕妇严重缺乏B族维生素，则子痫、早产、胎死的发病率明显提高。该类维生素主要存在于谷物的表皮与胚芽中，瘦肉及蔬菜中含量也较多。

3）维生素C：维生素C是预防坏血病、提高机体对疾病的抵抗力、促进胎儿发育的重要物质，缺乏它可严重影响胎儿的生长发育。维生素C主要存在于蔬菜及水果中。

4）维生素D：维生素D能促进小肠对钙的吸收和利用，以防机体缺钙。由于胎儿生长发育及孕妇本身需求量的增加，故需补充一定量的维生素D和钙剂；但过多补充维生素D，却可诱发胎儿先天性心脏病如先天性肺动脉狭窄或主动脉狭窄，还会导致新生儿智力低下等。含维生素D较多的食物为动物肝脏、鱼肝油及乳类制品。

（6）矿物质及微量元素：孕妇所需的重要矿物质为钙和磷，由于它们直接参与胎儿骨骼的形成和生长，故而受到营养学家的特别关注。微量元素为机体必需的、含量甚少但作用甚大的物质。人们研究最多的是微量元素锌，它是促进胎儿发育、预防妊高征及预防宫内或产后感染的重要物质，它对胎儿神经系统的发育有着重要影响。含钙、磷、锌及其他矿物质与微量元素较多的食物主要为蛋类。

二、贫血问题

世界卫生组织（WHO）发布的数据表明，50%以上孕妇合并贫血，以缺铁性贫血为最多，巨幼红细胞贫血较少见。孕妇预防贫血需要做到以下几点：

（1）妊娠前积极治疗失血性疾病，如月经过多、痔疮等，以增加微量元素铁的储备。

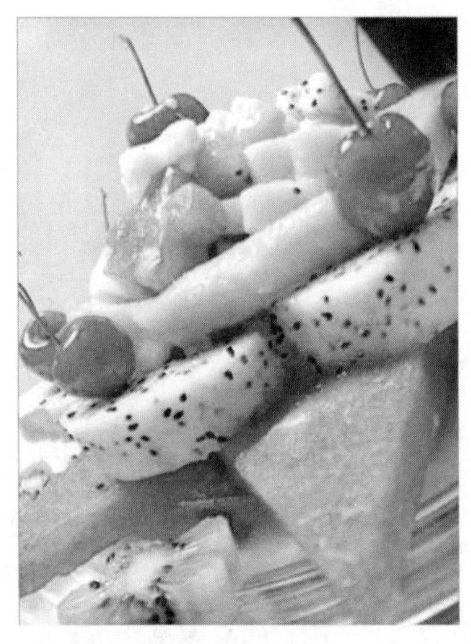

（2）孕期增加营养，鼓励进食含铁丰富的食物。在动物性食物中，肝脏、血豆腐及肉类中铁的含量高，吸收好。蛋黄中也含有铁。蔬菜中铁的含量较低，吸收差。但是，新鲜绿色蔬菜中，含有丰富的叶酸，叶酸参与血红蛋白的生成，叶酸缺乏可造成大细胞性贫血，也可引起混合性贫血，因此既要进食一定量的肉类、肝脏、血豆腐，也要食用新鲜蔬菜。

黑木耳、红枣、红豆含有较丰富的铁质，水果、瓜类本身含铁量并不高，但是，瓜果中含有丰富的维生素C，能促进人体对食物中铁的吸收。

（3）妊娠4个月起常规补充铁剂，每日口服硫酸亚铁0.3g，同时补充维生素C，以利于铁的吸收。

（4）在产前检查时，每个孕妇必须检查血常规，尤其在妊娠后期，应重复检查，做到早期诊断，及时治疗，当红血蛋白低于60g/L时，可少量间断输新鲜血或浓缩红细胞。

三、妊娠高血压综合征问题

（1）热量摄入要适当：孕妇要每周自测体重，画表记录增重情况，如每月增重0.5kg，上下肢浮肿，应立即检查血压及尿，以确诊是否已患妊娠高血压综合征。孕妇在整个妊娠期增重应在10～12kg，如果增重达13～15kg，妊高征发病率更高。

（2）控制脂肪与饱和脂肪的摄入：孕妇摄入的脂肪应控制在总热量的25%左右，饱和脂肪及肉类应占总热量的10%左右，不饱和脂肪，如豆油、芝麻油等植物油应占总热量的15%左右。

（3）蛋白质的供给要充足：每天应摄入90g蛋白质，除了粮谷所含的蛋白质之外，应摄入优质的少含饱和脂肪的肉类，如鱼、禽、奶、蛋及豆类蛋白。妊高征患者血浆中的低蛋白及尿中蛋白质排出增加与体内蛋白质代谢障碍有关。有研究证实，妊高征孕妇蛋白质摄入比正常孕妇每日少17～20g，可能成为其发病的诱因之一。

（4）钙的充分供应：补充钙可以降低血压，减少妊高征的发病率。应供给孕妇充足的钙，每天应有500mg；或多吃虾皮、鱼、贝和芝麻等含钙食物，从妊娠第六个月起每天供钙1.5g和维生素D1000单位，既可以满足胎儿成骨之用，又可以预防妊高征的发生。

（5）足够的铁供应：贫血孕妇妊高征的发病率比正常孕妇的发病率高33倍，妊娠早期血红蛋白在100g/L以下并伴有低蛋白血症者易于发病。补铁不但可以预防贫血，还可以明显降低妊高征的发病。

（6）防治缺硒：缺硒时前列腺环素合成减少，血栓素合成增加。前列腺环素可使血管扩张，防止血小板聚集；而血栓素可使血管强烈收缩及血小板聚集，引起高血压。孕妇患妊高征者血中硒的含量比正常孕妇低，说明应当补硒。含硒多的食物有海虾、带鱼、蛋黄等。

（7）控制钠的摄入：孕妇喜吃咸食会导致钠滞留于体液中而形成水肿，使外周血管阻力增大，对血管紧张素敏感性增加而使血压上升；钠盐在肾小管的浓度增加会使肾小管附近的细胞释放肾素，肾素会形成血管紧张素，使血压上升。所以，孕期膳食应清淡，少用食盐、酱油和味精，减少钠在体内的滞留，使浮肿和高血压得到控制。

（8）妊娠中后期供给维生素E、胡萝卜素及维生素A：妊高征与脂质过氧化物的生成有关，这些脂质过氧化物及自由基沿细胞膜扩散使细胞膜损害。维生素E能对抗有害的过氧化的过程，保护细胞膜的完整。每天供给孕妇12mg维生素E可以保护细胞膜不受侵害，保障新生儿红细胞膜的完整，以免出生后因缺乏维生素E而引起溶血。维生素A在妊娠早期如每日供给量超过8000单位会蓄积中毒使胚胎发生畸形，所以孕早期应限制在每天3000单位内；但是可以提供充足的胡萝卜素，胡萝卜素在体内可按需要转变成维生素 A，能维持胎儿的上皮组织的完整性及正常的视功能，胡萝卜素没有毒性，不会使胚胎发生畸形，其中 β 胡萝卜素活性最高。

四、遗传问题

1. 婚前检查

要禁止近亲结婚。必要时做遗传质量的鉴定，根据情况分为不宜结婚、婚后不该生育及怀孕后羊水做染色体检查等情况。

2. 适龄生育

根据调查结果，先天愚型的发病率与妈妈怀孕的年龄有关，妈妈 20 ~ 30 岁怀孕，发病率小于 1/1000，35 岁以上怀孕为 1/250，40 岁以上怀孕为 1/100，45 岁怀孕为 1/50 ~ 1/20。这是由于卵子老化，引起染色体不分离的结果。因此，女性生育较适当的年龄为 25 ~ 35 岁。

3. 产前检查

重点检查对象：①以前曾生过染色体异常患儿的孕妇。②双亲中任何一方是平衡异位与非平衡异位的患者或携带者。③双亲中任何一方为嵌合型的患者。④双亲中任何一方为 X 连锁遗传病的患者。⑤双亲中任何一方为先天性代谢病的患者等。⑥35 岁以上怀孕的妇女，生育染色体异常子女的可能性为 4.5%。⑦已生过一个先天性异常患儿的妈妈下一胎发病率为 1% ~ 2%。⑧已生过一个脊柱裂或无脑儿的妇女第二胎的发病率为 5% ~ 10%。⑨母血中甲胎蛋白过高，生育脊柱裂或无脑儿的危险性为 75%。⑩多次流产者，曾经孕育羊水过多的胎儿者，接触致癌变和致畸因子者，近亲结婚者，都应做产前诊断。

（1）羊水检查：一般在孕16～20周，此时胎儿漂浮在羊水中，不易被刺伤，比较安全。通过子宫腔穿刺抽取羊水15ml左右，低速离心后，取上清液做生物化学检查、酶活性测定及细胞学检查。

（2）母血检查：母血中含有极少量胎儿的滋养叶细胞、淋巴细胞和有核红细胞，在妊娠14周前后抽取母血检查胎儿细胞，此检查是对胎儿的无创性产前诊断技术，可进行遗传病的诊断及染色体分析。

（3）胎儿镜检查：在妊娠第15～20周可以进行，将纤维胎儿镜经腹壁进入羊膜腔内做直视检查，可取胎儿皮肤、肌肉或其他组织做细胞培养，进行生化分析与酶活性测定，也可取胎儿血0.2～0.25ml进行检查。除了直接观察到胎儿畸形以外，皮肤成纤维细胞培养可以诊断多种先天性代谢疾病。

（4）预测胎儿性别：若为伴性隐性遗传疾病，应在孕期中预测胎儿性别，如果第一个男孩是患者，第二个发病率即为50%，测出男孕后应进行人工流产。

五、早产问题

预防早产，应在孕前就与医生密切配合，找出导致早产的危险因素；孕妇定期进行产前检查，评估是否有早产倾向，以便尽早发现问题，采取应对措施。孕妇本身的参与是预防早产的关键，所以早产应从预防着手，加强孕期检查，指导孕期卫生保健。

孕妇应注意营养均衡（因为孕期的营养状况与发生早产有一定关系），减少胎儿宫内生长发育迟缓的问题。对可能引起早产的因素都应充分重视，并予以纠正。

1. 治疗生殖道感染

生殖道感染是早产发生的主要因素，因为在生殖道感染时，细菌及其产生的毒素可侵入绒毛膜羊膜，刺激蜕膜细胞产生细胞毒素和前列腺素，引起早产。所以在妊娠中晚期，孕妇必须加强会阴部的卫生保健，积极防治细菌性阴道炎等生殖系统感染，若患有生殖道感染疾病，应该及时请医生诊治。

2. 避免劳累和外来刺激

孕晚期最好不做长途旅行，避免路途颠簸劳累；不要到人多拥挤的地方去，以免碰到腹部；走路，特别是上、下台阶时，一定要注意一步一步地走稳；不要长时间持续站立或下蹲；在孕晚期，须禁止性生活。性交可引起胎膜早破及羊膜感染，以及诱发子宫收缩，所以在妊娠晚期应禁止性交。宫颈口松弛者，可在妊娠 14～16 周做子宫内口环扎术。

3. 保持良好生活状态

怀孕期间，孕妇要注意改善生活环境，减轻劳动强度，增加休息时间。孕妇心理压力越大，早产发生率越高，特别是紧张、焦虑和抑郁情绪与早产关系密切。因此，孕妇要保持心境平和，消除紧张情绪，避免不良精神刺激；要摄取合理的充分的营养；孕晚期应多卧床休息，并采取左侧卧位，减少宫腔向宫颈口的压力。

4. 戒烟

烟草中的尼古丁可使血管收缩，吸烟时吸入的一氧化碳可使血中红细胞携氧量减少，二者都可减少胎儿氧的供应，导致胎儿宫内发育迟缓及早产。孕妇自己不吸烟，但处于被动吸烟的环境中，尼古丁与一氧化碳也会影响胎儿生长发育。

5. 关注自己的健康

如果孕妇患有心脏病、肾病、糖尿病、高血压等合并症，应积极配合医生治疗；有妊娠高血压综合征、双胞胎或多胎妊娠、前置胎盘、羊水过多等情况的孕妇要遵医嘱，积极做好孕期的保健工作，及时发现异常，并尽早就医。过去有流产或早产史的孕妇，应密切观察，并注意卧床休息。

6. 认识早产的征兆

如有未满孕周“见红”，并伴有规律宫缩、持续性下腹痛、腰部酸痛、阴道有温水样的东西流出等异常情况出现，应及时与医生取得联系，尽早去医院接受检查。

六、其他问题

多胎妊娠，母孕期做过妇科手术，有外伤史、中毒史、不合理的用药史，母亲吸烟、酗酒、情绪压抑、接触放射线及孕早期各种感染，均可使孩子的智力受到不同程度的损害，应予避免。

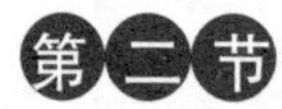

出生时及出生后的预防该怎么做？

此阶段主要侧重于新生儿窒息、低血糖、核黄疸、败血症、营养不良等方面的预防。

一、新生儿窒息的预防

妈妈孕前、孕期积极治疗全身疾病，如糖尿病、心肾疾病、严重贫血、急性传染病等，避免吸毒、吸烟或被动吸烟；提高产前检查的质量，早期发现并发症且及时处理；孕妇自己数胎动有助于早期发现胎儿缺氧，一旦出现胎动变少或急速及胎心率改变时，即需给孕妇吸氧；改变体位向左侧

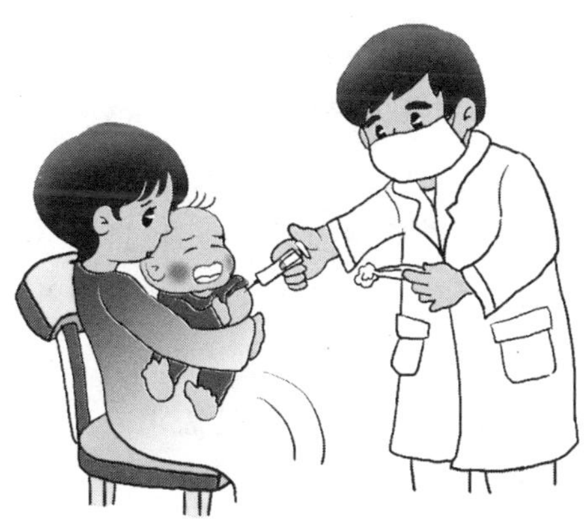

卧或半卧以免胎儿身体对孕母腹主动脉造成压迫并使脐带受压；同时继续监测胎心率与宫缩情况。当胎儿头露出后，取头皮血测pH，如小于等于7.25也表示胎儿窘迫，宜及时处理。

二、新生儿低血糖的预防

对易发生低血糖的高危儿（包括早产儿、小于胎龄儿、多胎儿，严重疾病如窒息、呼吸窘迫综合征、败血症、体温过低、

硬肿症新生儿，以及糖尿病妈妈所生儿等），定时测血糖，从生后1小时开始喂养，先每小时给10%葡萄糖液1次，3～4次后可喂奶，如出现低血糖症状（喂养困难、淡漠、嗜睡、气急、青紫、异常哭声、颤抖、震颤、易激惹、肌张力低、惊厥、呼吸暂停等），结合血糖值（足月儿出生3天内血糖值小于1.67mmol/L，3天后小于2.2mmol/L；小于胎龄儿及早产儿出生3天内血糖值小于1.1mmol/L，1周后血糖值小于2.2mmol/L）给予静脉输注葡萄糖治疗。

孕妇合理进食是预防新生儿低血糖的关键措施。自然分娩的产妇在产程前后应适当进食，方法是少食多餐，以富含热量的流食、半流食为主，采用果汁、藕粉、稀面条、稀饭等。当产妇因情绪紧张、焦虑而缺乏食欲或畏惧进食时，可给予5%～10%葡萄糖静脉注射。剖宫产的新生儿较自然分娩的新生儿更容易出现低血糖，这与孕妇禁食时间长和术中补盐多于补糖有关。对此，术前给孕妇注射5%～10%葡萄糖，可提高其产时的血糖浓度，有利于改善新生儿对糖的需求。此外，无论是自然分娩还是剖宫产的产妇，都应及早开奶，尽可能在产后30分钟就给孩子喂奶；产妇也应根据情况尽早进食，以避免新生儿低血糖的发生。

三、新生儿核黄疸的预防

1. 什么是新生儿核黄疸

我们知道新生儿的黄疸有生理性的（即正常的儿童会出现）和病理性的（正常的儿童是不会出现的）。病理性黄疸中有一种情况危险性很大，即黄疸发生过早，迅速加深。这是大量胆红素涌入血中而引起的。涌入血中的胆红素有一部分是不与蛋白质结合的“自由”胆红素（医学上称为游离胆红素）。正是因为没有蛋白质与它结合（将它拉着不许它到处乱窜，尤其是不许它跑到血管外面去），因此它便跨过血管壁，进入脑组织去将中枢神经细胞核染成黄色，所以叫做“核黄疸”。神经细胞被它染色之后，即不能进行能量代谢，于是发生变性坏死。新生儿得这种病的时候，症状多以神经系统的损害为主。早期出现精神不振、嗜睡、吮奶无力，随之不食奶（拒奶），出现呻吟、尖叫样哭声，眼睛不活动（凝视）；如果黄疸继续加重，则出现头向后仰、角弓反张、抽搐等危急情况。

2. 怎样防止新生儿核黄疸

尽量避免早产，临产前不滥用药物，对新生儿，特别是未成熟儿，不宜常规使用维生素 K、磺胺类、苯甲酸钠、咖啡因及水杨酸，预防感染不宜用氯霉素、新生霉素及磺胺异恶唑。对母子血型不合者，做好出生前的治疗准备（包括换血）。出生后注意保暖，尽早喂养，避免饥饿、低血糖的发生。积极采取措施，促使新生儿尽快排出大便，尽量减少胆红素肠－肝循环的回吸收量。积极防治感染，及时处理早产、窒息、低血糖及酸中毒等问题。为了防止核黄疸的发生，对生后 4～10 天内的新生儿必须密切观察黄疸的进展，随时检测血胆红素浓度。可每天将新生儿放在窗前自然光线下密切观

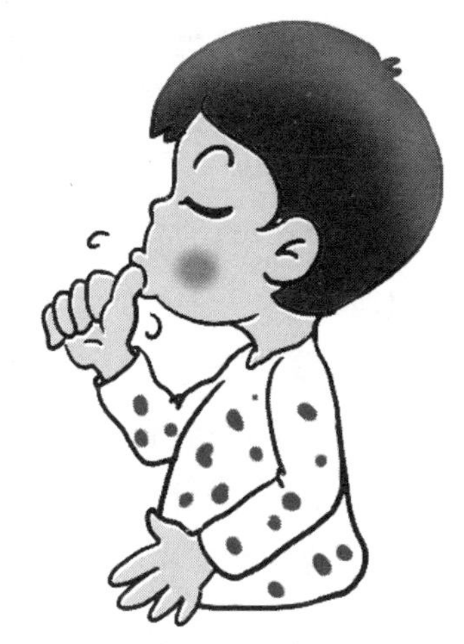

察黄疸情况，用手按压额头、胸部及手脚心 1 ~ 2 秒钟，然后将手放开，即可观察到皮肤的黄染情况。一旦发现白眼珠发黄、尿布染黄及眼泪发黄，就已是病理范围，应立即就医，必要时采取药物疗法、光照疗法和换血疗法。

四、新生儿败血症的预防

预防新生儿败血症要注意围产期保健，积极防治孕妇感染，以防胎儿在宫内感染；在分娩过程中应严格执行无菌操作，产房环境、抢救设备、复苏器械等要严格消毒；对早期破水、产程太长、宫内窒息的新生儿，出生后应进行预防性治疗；做新生儿护理工作，应特别注意保护皮肤、黏膜、脐部，免受感染或损伤，并应严格执行消毒隔离制度。在护理新生儿时，要细心观察吃、睡、动等方面有无异常表现，尽可能早发现轻微的感染病灶，及时处理，以免感染扩展。

五、孩子营养不良的预防

1. 合理喂养

孩子应采用母乳喂养，尤其是早产儿及小于胎龄儿。对母乳不足及无母乳者，应采用合理的混合喂养或人工喂养方式。孩子在 6 ~7 个月内最好实行母乳喂养，按时增添辅食，包括各种维生素及矿物质，做到饮食多样化。给予高热量、高蛋白、含维生素丰富的食物。同时，要积极治疗各种慢性病及胃肠疾患，预防各种疾病的发生。首先，妈妈要保证充足的营养、良好的休息和睡眠，才能更好地进行母乳喂养。孩子 6 个月前，应当采用纯母乳喂养，母乳不足才采用配方奶喂养或者混合喂养。建议给孩子吃强化铁的配方奶粉，并按照说明进行冲调。6个月后的孩子，要及时添加含铁丰富的辅助食物或者强化铁的婴儿食品，比如动物血、肝脏、黑木耳、瘦肉、鱼、强化铁的米粉，以及富含维生素C的新鲜蔬菜、水果，尽量做到食物多样化。孩子1岁后，要给他提供均衡的饮食，培养孩子不偏食、不挑食的良好习惯。

2. 合理安排生活制度

保证孩子有充足的睡眠，纠正不符合卫生的习惯，适当安排户外活动，锻炼身体，以增进食欲，提高消化能力。

3. 预防各种传染病和矫正先天畸形

做好传染病的预防接种、隔离和早期治疗工作。对先天畸形如唇裂、腭裂及幽门狭窄等，也必须及时予以适当治疗。

舟舟的故事

新华书店一楼大厅里的总服务台前，突然响起了激越的交响乐曲，乐曲终了，掌声四起！原来，著名的“白痴音乐天才”舟舟来这里签名售书，应读者要求即兴献艺，“指挥”了起来。

见到老记显害羞

舟舟签售的书名叫《舟舟的故事——从弱智到天才》，是其父亲胡厚培写的。在图书签售前，胡厚培、舟舟父子俩与南京的媒体见了面。记者看到，见面会上舟舟显得很害羞，每当父亲表扬他时，他便埋下头。记者请他讲话时，指挥过美国国家级交响乐团、见过大世面的舟舟却觉得“不好意思”，竟用手捂起了脸，或用纸牌挡起了脸，在父亲做了动员后舟舟才开口。在父亲讲话时，舟舟很听话，一直在玩他的签字笔，还不时地拿过书店为他准备的签名售书时用的纸牌子，照上面的“舟舟”、“胡厚培”字样“描红”；记者请他在新书上签名时，他一笔一画地写上“胡一舟”（舟舟本名），像在做家庭作业一样，十分认真，露出了特别可爱的小孩子的天性。

先天愚型撞上舟舟

1978 年 4 月 1 日，舟舟出生在中国的武汉，这一天正是愚人节。他是个先天愚型儿，至今智力只相当于四五岁的孩子。舟舟从小偏爱指挥，当音乐响起时，舟舟就会拿起指挥棒，挥动短短的手臂，像一位真正的指挥家，直到曲终。

舟舟的出生，曾给这个家庭带来欢乐和希望。胡厚培是武汉交响乐团的低音提琴手，给儿子取名胡一舟，是希望这个小生命像一条小船，平平安安地访问人世的港湾。然而 1 个月后，他被告知儿子是医学上被认为不可逆转的中重度先天愚型患者。这种疾病在我国的发生概率为 1/500 万。

舟舟可以突然地对一个人说我喜欢你，可以紧紧抱着朋友直到他想松开手为止，可以在街上听到音乐就蹦蹦跳跳，可以无休无止地对玩具表示偏爱，但舟舟还是一个……弱智，他直到 8 岁才数到 1、2、3、4、5。总有一些时间，舟舟是沉浸在自己的世界中的。他坐在宾馆房间的地上不声不响地收拾自己的识字卡片，那些厚厚的卡片被他归为一小堆一小堆，顺序可能是 12、65、3、27……这个时候，舟舟对我们已经不理不睬了。

模仿诞生天才指挥家

舟舟像一株无人在意的植物在乐团宿舍大院里自由自在地成长着，音乐进入他的生命一如阳光雨露之于世间万物。从两三岁起，他就随父亲泡在排练厅里，像随意摆放的一张桌子、一把椅子，舟舟的存在再自然不过。性情温和的舟舟从不捣乱。

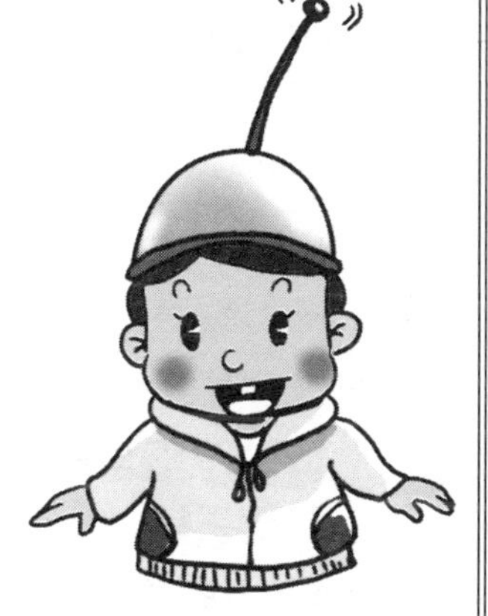

舟舟的逻辑思维能力很差，但形象思维能力却很强。长期泡在乐团里，使他对老指挥家张起先生观察得相当细致。大约在舟舟4岁的一天，乐手们在排练休息时和舟舟开起了玩笑。“舟舟，想不想当指挥?”“想!”舟舟爬上了指挥台，举起了指挥棒。奇迹出现了，舟舟惟妙惟肖地把张起先生的动作都表现出来了，甚至用左手推眼镜架看谱的动作都惟妙惟肖。舟舟煞有介事地敲了敲谱台：“预备，开始!”舟舟的动作惹得众人大笑，他们纷纷随着他的指挥棒演奏起来。舟舟将这首《卡门》指挥完毕，转过身认真地鞠了一躬。在场的人也许只有舟舟没有把这次操练当作一次游戏。也许这就是他非职业的指挥生涯的开始吧!《卡门》也因此成为他最爱的曲目，几乎无《卡门》不欢。如果他说哪场音乐会不好听，原因很可能就是没有《卡门》。

乐团有演出的日子，舟舟快乐得像过年。在繁忙的化妆间，舟舟也会趁机认真地将自己涂抹得五彩斑斓。演出的时候，舟舟喜欢站在舞台的一侧。他总是万分陶醉地和着乐队的演奏作出各种指挥动作，如入无人之境。

无师自通震撼观众

一部电视记录片改变了一个弱智少年的命运。1997 年，湖北电视台记录片编导张以庆在一次偶然的机会中发现了武汉交响乐团大厅外的舟舟，并对他无师自通的指挥才能产生了好奇和关注。长达 10 个月的跟踪采访拍摄后，诞生了一部长达 60 分钟的电视记录片《舟舟的世界》。由于舟舟特殊的心智结构，使得他在镜头前毫无胆怯和做作，更加强了这部片子里无法设计出的纪实风格。编导者放低了他们的视角，用镜头与舟舟作平等的交流。“所有的生命都是值得尊重的”，淡然的手法蕴藏着深厚的人道主义的关怀，使得这部片子获得当年国内记录片最高学术奖中的唯一大奖和最佳导演奖以及此后接踵而来的一大串奖项。后来，这部记录片传播到了欧洲、美洲、台湾、香港。顿时，在武汉三镇，舟舟像人气骤升的明星，尽人皆知。

然而，戏剧性的变化还在后头。1998 年末，中国残联的刘小成理事长偶然间在中央电视台看到了记录片《舟舟的世界》，激动难抑，立刻打电话到武汉找到舟舟，邀请他参加 1999 年元月残联在京举行的新春晚会。1 月 22 日，在北京保利剧场，舟舟和赫赫有名的中央芭蕾舞剧院交响乐团有了历史性的合作。

那天舟舟穿上了第一件真正的燕尾服，临演出前，他突然问身边的工作人员："会有人给我献花吗?"大家全被逗笑了。随着舟舟一个漂亮的起拍手势，音乐响起。舟舟的动作优美而流畅，第一首乐曲结束，观众被震撼。好像怕过于长久的掌声影响了自己对下一个曲目的指挥，舟舟转过身来，向观众做出一个手势表示让大家安静。一首节奏明快的《拉德斯基进行曲》演奏完，全场几乎沸腾了，舟舟以接近大师的风范示意全体乐手起立向观众致意。有谁知道舟舟所有这些出人意料的表现都是没有人教过的呢!

走下台的舟舟一头扑进了中国残联主席邓朴方的怀里，从此他成了邓伯伯心目中最有分量的人物之一。舟舟是中国残联艺术团的重量级演员之一，2000 年之后的演出足迹遍及重庆、杭州、深圳等地和海外。

今夜同舟舟共享申奥

2000 年的 5 月 19 日晚，舟舟与施瓦辛格手牵手走进了人民大会堂，"爱心大使之夜——中国特奥慈善晚会"在此隆重举行。在这一场名为"特殊奥林匹克运动中国世纪行"募捐的特殊晚会中，由舟舟指挥中国歌剧院交响乐团义演。

身穿黑色礼服的舟舟彬彬有礼，一首"北京喜讯到边寨"的欢快旋律从他的一招一式间流泻出来；香港影帝刘德华搂着他深情地唱了一曲《你是我的一片希望》。舟舟的传奇般的音乐人生让首次来华的施瓦辛格十分感动，这位"慈善大使"当场捐款 15 万美金。

小常识

——为防早产及流产，孕妇饮食安排要科学合理：

忌用茴香、花椒、胡椒、桂皮、辣椒、干姜等辛热性调味料。

山楂可加速子宫收缩，可导致早产，最好“敬而远之”。

孕妇不可摄取太多的维生素A，这会导致早产和胎儿发育不健全，猪肝含极丰富的维生素A，忌过量进食。

忌食黑木耳，它具有活血化瘀之功，不利于胚胎的稳固和生长。

忌食杏子及杏仁，杏子味酸、性大热，且有滑胎作用，杏仁含有氢氰酸等毒性物质，对胎儿不利，为孕妇之大忌。

忌食滑腻之品苡仁、马齿苋：苡仁对子宫肌有兴奋作用，能促使子宫收缩，因而有诱发早产的可能；马齿苋性寒凉而滑腻，对子宫有明显的兴奋作用，易造成早产。

莫忘吃最佳防早产食品——鱼：调查发现，孕妇每周吃一次鱼，早产的可能性仅为1.9%，而从不吃鱼的孕妇早产的可能性为7.1%。

多吃最佳保胎蔬菜——菠菜：孕早期的两个月内应多吃菠菜或服用叶酸片。菠菜含草酸也多，草酸可干扰人体对钙、铁、锌等矿物质和微量元素的吸收，可将菠菜放入开水中焯一下，则大部分草酸即被破坏掉。

另外，莲子对预防早产、流产、孕妇腰酸最有效。

第七章
智力障碍的早期干预

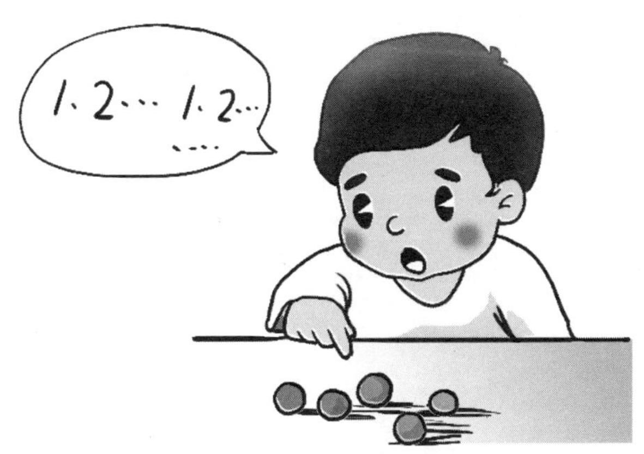

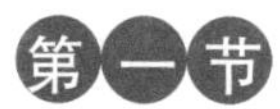

家长应当怎样对待智力障碍儿童？

首先，父母要尽快从痛苦之中解脱出来，正视现实，建立对孩子进行康复的信心；其次，积极为孩子寻找病因，以免耽误治疗的机会；最重要的是在发育诊断的基础上，根据智力落后的方面和程度，及早开始干预性的训练，使孩子的智力潜能最大限度地发挥出来。

（一）在思想上要正确对待

孩子智力落后已经是一个事实，必须承认，但是绝对不要以为这是自己前世作了孽或犯了罪，是上天的惩罚，不要互相埋怨，因为这无济于事。正确的态度应该是把这种情况看成某些“原因”造成的结果，但这些原因有的还不清楚，有的还没发明出有效的药物或措施来治疗。

（二）向大夫咨询

到医院咨询的要点：一是进行智力测验，看看孩子智力落后的程度；二是请大夫检查一下，看看孩子中枢神经系统有没有问题，染色体是否正常，代谢是否存在障碍。

（三）关键在于尽早对孩子进行教育

童年是智力开发的关键阶段，在这个阶段进行教育（6 岁以前）效果最佳。为了在早期对智力落后孩子进行教育，现在很多地方已开办了专门进行智障教育的幼儿园或训练中心。如果当地没有这类幼儿园，可以同几位智力落后的孩子的家长合作，组成教育小组，每天2~3个小时，把孩子们组织在一起，玩游戏，学知识，虽然不正规，但也有益处。如果附近没有这类孩子，也可以自已教，主要是训练运动和语言，教走路，教说话，教生活自理。总之，一定要尽早教，长久坚持。

（四）做好家庭成员的工作

家里可能有祖辈、兄弟姐妹、亲友、保姆，一定要做好他们的思想工作，大家共同对孩子进行教育、训练，不溺爱，不歧视，给孩子理智的爱，把智力落后的孩子当作一个有特殊需要的儿童来看待，他应该有和正常儿童一样受教育、受爱抚的权利。

（五）在饮食上精心调配

有学者认为，丰富的营养有助于脑的发育。从妊娠2周胚胎发育时开始，持续至出生后的2年，是脑组织激增期也是脑组织易受损期，在此期营养缺乏会明显影响脑的发育，进而累及神经和精神的发育。神经髓鞘的形成尤其易受营养不良的影响，生后4个月至14岁是髓鞘发育时期，也易受营养不良的影响从而更阻碍其脑的发育。临床上智力障碍小儿的家长只重视药物治疗，往往忽视营养补充，这对智力障碍者脑功能的恢复十分不利。所以，应当进行营养干预，主张母乳喂养，给予富含亚油酸、亚麻酸和铁、锌等矿物质与微量元素的奶粉，正规添加辅食，均衡膳食营养，加强饮食中多种营养元素的补充。近年来研究表明，膳食中亚油酸、亚麻酸的合成前体的比例为

10 : 1 时，脑中可以合成足量的条件必需营养素 DHA 和 AA（烯酸），有助于神经髓鞘的发育；而铁、锌也对髓鞘形成和脑的结构与功能起着重要作用，缺铁会导致机体平衡协调性差以及语言能力的障碍，缺锌会阻碍认知能力的发展，补铁和锌后患儿身高、智力、运动功能都有所改善。

（六）带孩子走进社会

要教孩子学会与人交往的技能。千万不要把他隐藏起来，使他远离人群，否则待他长大后，回归正常社会可能发生困难。

（七）与教师共教

把孩子送进特殊教育幼儿园后，家长的责任一点也不会减少。家长要经常与教师联系，要知道孩子在幼儿园学些什么、怎样教这些内容，并把孩子在园外的情况如实向教师反映，使教育更有针对性，效果更好。

（八）经常向孩子表示爱抚

拍一拍、搂一搂、亲一亲、抱一抱孩子，这会增加他的自尊心，这是他愿意接受教育的心理基础。

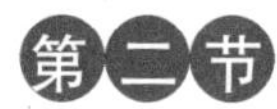

从哪些方面进行早期干预?

早期干预的目的是最大限度地提高或发挥智力障碍患儿的潜能，使其最大程度地获得一定的生活能力和技巧，尽可能地使因环境不良或缺乏教育而造成的智力落后恢复正常。早期干预也可以使其他原因所致的智力低下儿童在各方面有所提高。

（一）大运动

大运动指姿势或全身的活动，比如坐、站、走、跑以及俯卧抬头、俯卧挺胸、爬行等。从人的发展过程看，这些动作都按一定的顺序、在一定的年龄（月龄）出现。如果一个儿童的坐、站、走等大运动比同年龄儿童出现晚，而且晚好几个月（比如四五个月以上），那么他可能存在智力发展落后的危险。早期的动作落后与脑功能有关，因为动作是由大脑控制的。许多智力落后儿童因为动作落后才被发现。有鉴于此，我们进行早期干预时，也应该“对症下药”，从运动训练着手。实践证明，运动得到改善和进步的智障儿童更能够适应生活。

（二）精细动作

精细动作指手和指的活动。包括大把抓、对指捏和一些手的活动技巧。大脑皮质与双手活动，特别是与十指活动之间存在着异常密切的相关性。人体生理学的研究早已揭示，大脑皮质控制手指的区域与控制身体其他部位的区域相比，前者面积比例明显较大。因此，医生可以从手和手指的动作观察儿童在神经系统发展上是否有问题。如对指捏物（即用拇指和食指捏起东西）完成如何，对智力水平的诊断就有很高的价值。如果一个 10 个月大的婴儿还不会用拇指与食指捏起糖果、爆米花、小药丸，他很可能有智力落后的问题。为此，早期干预中，应该按正常儿童发展的顺序训练手和手指的动作，提高孩子的智力水平。

（三）语言

语言领域，包括发音、语言理解和表达三个部分，具体表现为表情、手势、姿势、发音、懂话、学话直到书写等内容。语言获得的过程，分为三个阶段。第一阶段是0～1岁的语言前期，是儿童掌握语言的准备阶段：开始时儿童只会发出未分化的哭叫声，之后出现非哭叫的反射性发声；4～5个月咿呀学语，之后出现语音；9个月～1岁进行语言模仿，开始听得懂话了。这是儿童学话的萌芽期。如果这时儿童特别安静，不哭、不闹、不模仿，要警惕有智力障碍的可能。第二阶段是初步掌握语言的时期：1岁～1岁半能够说出最初的有概括性意义的词，这时是以词代句，以音代物，并对成人的语言指令作出相应的反应。若儿童2岁还不会说单字，如“爸、妈”，则可怀疑该儿童语言发育迟滞。第三阶段是掌握语言和语法结构的时期：1岁半～3岁儿童能够理解简单的童话故事与儿歌，可初步运用基本语法形式构造短语和基本陈述句。若2岁半儿童不会讲2～3个字的句子，可怀疑其语言发育迟滞。如果一个儿童的发音、听懂话、说话较同龄儿童晚四五个月以上，就有可能存在智力落后的危险。语言和思维的关系非常密切。心理学家认为，语言是思维的外壳，而思维又是智力的主要成分。所以，语言发育落后，智力发育也落后（聋哑儿童除外——他们虽然不能用言语来表达意思，不会发语音，但他们能理解语言并且书写语言）。在早期干预时，语言训练是一个非常重要的方面。

（四）感知与认知能力

小年龄儿童的感知与认知能力，以及适应行为能力，具体指的是感知（视、听、触、嗅、味觉等）、摆弄物体、手眼协调及使用简单工具、解决简单问题等反应能力。要知道，小婴儿早期的适应性行为是以后智力发展的基础，因此在判断儿童的智力水平方面，具有很重要的价值。

认知能力或适应行为往往与手的精细动作及语言联系在一起，因为认知能力大多要通过手的动作或语言得以表现。比如使用简单工具必须用手；解决简单问题，除了运用语言外，还得依靠手。强化儿童手的精细动作训练，可以促进认知能力的发展。

除了感知、注意力外，认知能力包括比较高级的思维活动，比如概念、推理、判断、抽象、概括等。

对智力落后儿童实施早期干预，认知能力训练是最困难的教学内容之一。

（五）个人－社会行为

个人－社会行为，通常涉及两部分能力：一是与他人交往的能力；二是生活自理能力。所以，个人－社会行为能力是作为一个社会人所必需的。

1. 与他人交往的能力

与他人交往的能力是指儿童能用所在社会区域内的习惯方式与他人交往。不同的社会，人与人之间交往的方式很不相同，儿童只要学会自己所在社会区域的习惯方式就可以了，但是智力落后儿童要做到这一点也不容易。

训练智力障碍儿童时不能抽象地教，必须通过故事、儿歌、实际情景，一步一步地帮助他们感受、认识、记住实际情景，使他们逐渐领会怎样与人交往。

表 7－1　智障儿童早期干预 60 项

能力类别	干预项目
运动能力	1. 翻身　2. 坐　3. 爬　4. 站　5. 步行　6. 上下台阶　7. 跑　8. 伸手取手　9. 捏取　10. 拧盖子　11. 系扣子　12. 穿珠子　13. 折纸
感知能力	1. 注视物体　2. 追视移动物体　3. 分辨味道　4. 分辨气味　5. 分辨声音　6. 触觉分辨
认知能力	1. 认识物体的存在　2. 物品归类　3. 认识物体之间的常见关系　4. 认识颜色　5. 认识方位　6. 认识形状　7. 分辨有无　8. 认识蔬菜、水果　9. 知道天气情况　10. 知道因果关系　11. 点数　12. 认识时间　13. 认识钱币
语言交往能力	1. 知道自己的名字　2. 服从简单的指令　3. 表达需求　4. 说简单的短句　5. 语言交流　6. 书写的基本能力
生活自理能力	1. 拿着食物吃　2. 用餐具吃　3. 用餐具喝　4. 小便自理　5. 大便自理　6. 脱衣服　7. 穿衣服　8. 穿鞋袜　9. 刷牙　10. 洗脸　11. 洗手　12. 洗脚　13. 盖被子　14. 叠被理床　15. 认识家庭的内部环境
社会适应能力	1. 知道自己　2. 认识熟悉的人　3. 认识家庭的外部环境　4. 知道居家安全　5. 认识公共设施　6. 参加集体活动　7. 懂得安全常识

2. 生活自理能力

生活自理能力包括：自己会吃、喝、穿衣、脱衣、戴帽、穿鞋、脱鞋等；自己知道大小便（或用成人能理解的方式告诉成人自己有这种需要，或自己去蹲坐便盆，或自己去厕所）等；自己会洗脸、洗手、清洁自身、整理床被，了解家庭内部环境等。生活自理能力的发展与训练的迟早有一定的关系，也与智力发展水平、生理成熟的程度有密切关系。如果一个儿童经过一定的训练后，这些方面的表现仍晚于同龄儿童五六个月以上，则说明其智力可能落后，需要专门训练。

（六）其他

除以上行为项目的训练之外，还应像幼儿园里对待正常儿童那样，教智障儿童学一些普通知识，如儿歌、音乐、体育项目、生活常识、社会知识和生活中的故事等。(表 7－1)

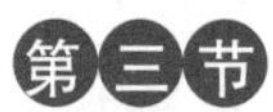

早期干预的方式有哪些?

对智力障碍儿童进行早期干预的方式主要有四种，要结合儿童的年龄、智力落后程度、家庭条件和训练机构的有无来选用，重在实际效果。

一、家庭方式

家庭方式主要依靠智力障碍儿童的父母进行教育。由社区派出一名受过培训的教师或训练员每周到家中训练一两次，每次 1～3 小时。训练员一边演示，一边教给孩子的父母如何使用玩具去刺激孩子的感知觉，教孩子看口形学说话，做简单的游戏等。训练员要纠正家长们不正确的教学方法。有的父母采取定期到医院咨询的方法，请教康复计划及教育措施，这也是可取的。家庭干预措施应根据孩子的实际情况确定，可以是语言的、动作的，也可以是社会行为的。对于3岁左右或3岁以下的智力低下儿童，主要采取家庭干预方式，因为他们的生活完全依赖父母照料，不能离开父母。父母是儿童最早、最重要的教师，一举一动、一言一行，都会影响孩子的身心发展，由父母自己来教孩子，尤其是教小婴儿，有许多好处。训练员演示教学过程，当着家长的面进行教学，家长掌握了训练方法之后，在家坚持开展融入生活的长期训练，这种方式在我国目前是多数情况。

（一）家庭方式早期干预的优点

在家庭中进行早期干预最适合我国的国情。

（1）孩子不与亲人分离，亲子关系密切。

（2）父母最了解孩子的能力，迫切希望孩子快点进步。

（3）家庭成员，如祖父母、保姆、同住者，也有机会协助家长干预孩子，全家的教学比较容易一致。

（4）可节省学费、交通费和时间。

（5）不需要特殊场地。

（二）家庭方式早期干预的缺点

在家庭中进行早期干预也有一定的缺点。

（1）儿童学习进步取决于家长，如果家长很忙，文化程度不高，社区尚不能派出训练员来教家长如何训练孩子，则孩子的进步就受到影响。

（2）智力落后儿童学习是一件“艰苦”的事，家长如果不愿意见到孩子“受苦”，教学就会停顿，或难以坚持下去。

（3）有的家长存在侥幸心理，对训练不够重视，认为孩子大一点自然会好的，不必坚持按时指导孩子学习，这就会错过训练的最佳时机。

二、集体方式

集体干预的方式是指儿童不在家里学习，而是到集体环境中接受训练，比如特教幼儿园、特教学校的学前班、医院、康复单位、自行组织的训练小组等。患儿每周去几次，每次 2 ~ 3 小时，或每天 4 ~ 5 小时，由教师或医护人员给他们进行教学和组织集体活动；把能力大致相同的孩子放在一个班里，每班 7 ~ 8 个人；所使用的教学内容与家庭训练很相似，但家长不参与教学，而是由教师、医务人员来教，家长配合。集体训练方式不排斥个别训练。它主要通过"上课"与游戏实施干预，比如语言游戏、体育游戏、感知觉游戏，让孩子们在玩耍中学习。

（一）集体训练干预方式的优点

集体干预方式优点较多。

（1）由有经验的老师或专业人员指导，教学质量有保障。

（2）有集体学习气氛，有同伴可以互相模仿，有利于学习。

（3）对文化程度较低或不善于教育孩子的家长帮助很大。

（4）在家长工作、学习、家务很忙的时候，由他人教，能保证孩子学习的系统性。

（5）智力低下儿童学习较艰难，但只有坚持不懈才会有效果，家长有时做不到，集体训练却能持久。

（6）可以给家长一个短暂的喘息时间，有利于与孩子在一起时更好地教养。

（7）给许多父母提供互相交流、学习的机会。父母们每天接送孩子，彼此有机会认识并交流，有时教学单位召开家长会，更便于他们互相交往、交流经验。

（二）集体训练干预方式的缺点

集体干预方式也存在缺点。

（1）每日接送孩子比较麻烦，有些家长难以长期坚持。

（2）孩子住宿可能影响亲子关系。

（3）师资水平参差不齐，如果教师水平不高，教学质量可能不好。

三、家庭与集体相结合的方式

家庭与集体相结合的干预方式是把集体教学与家庭训练结合起来。把集体教学内容在家里重复做，加强训练效果，也加强亲子关系。这种方式把两种方式的优点集中起来了，相对来说它的缺点比较少。目前这种方式较常用。

四、随班就读

随班就读被特殊教育专家们极力提倡，是把一个轻度或中度智力障碍的儿童安排在普通的教育机构，如幼儿园、小学校，让他和正常孩子一起生活、学习，另外由辅导老师给予针对性的指导。

这种干预方式的优点是，智障儿童不和正常儿童分离，尽早进入社会环境，及时学会与人交往的技能。农村和边远山区最适合这种方式，可以使更多的智力障碍儿童受到教育，保障了他们的人权。

掌握早期干预的重点

一、新生儿干预的重点

新生儿早期干预的重点是对视觉、听觉、触觉及前庭运动觉的刺激。

（一）视觉刺激

新生儿已具有视觉感应能力，但其视觉只有在 15 ~ 20cm 距离处最清晰，而且对红色最敏感。所以，最好选红色的气球或玩具，每天多次逗引新生儿注意，并且时常让新生儿看人的脸。

（二）听觉刺激

新生儿已有很好的听力，可听音调悠扬而低沉的乐曲，每日 3 次，每次 15 ~ 30 分钟，尽量反复听同一支乐曲，经常与新生儿对视和说话，促进听觉发展和亲子间感情的交流。

（三）触觉刺激

皮肤中广泛分布的感觉神经末梢构成真皮神经网络，有触觉、温觉、冷觉、痛觉。脑损伤的患儿80%以上存在着皮肤感觉障碍，它影响着患儿的运动功能及智力发展。因此，应及早给予大量的各种不同感觉信息的刺激，可抚摸、按摩新生儿或被动屈曲其肢体，以及变换新生儿的姿势等，也可用温度适当的冷、热水刺激新生儿的皮肤，以促进血液循环，改善触觉。新生儿有一定的运动能力，应将包裹松开，让他的四肢自由活动，经常将新生儿竖起抱，或仰卧位让新生儿练抬头，以锻炼颈部的运动功能。

（四）前庭运动觉刺激

通过给予新生儿摇晃、旋转、侧滚等方法，可以促进他的小脑与前庭系统的功能发育。

二、婴儿干预的重点

婴儿需要进行感知、视听、语言、记忆和运动训练。主要内容为通过刺激和玩耍，使婴儿感受丰富多彩的外界环境，即各种颜色、多种形状和不同声音。

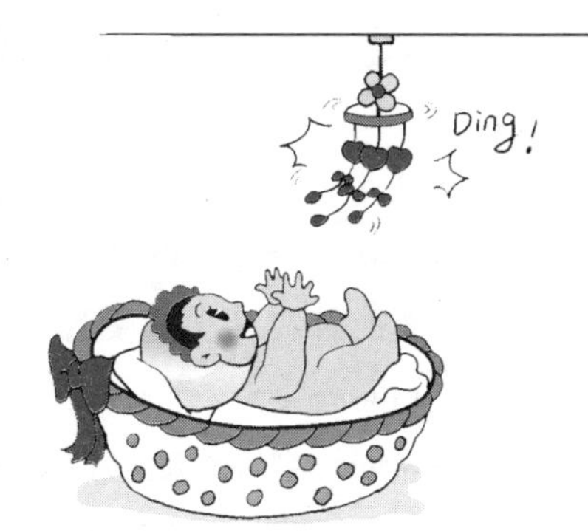

（一）常用方法

（1）可在床上和卧室墙上挂一些色彩鲜艳或可发出声响的玩具，并时常更换，以引起婴儿看和听的兴趣。在婴儿面前常放些玩具或食物，以发展婴儿手、口和眼的协调与探索能力。

（2）在喂养和护理时，不断和婴儿说话，逗引婴儿高兴地发声，对日常生活中常用的语言要边做边说，如我们吃奶、喝水等。要他把语言和食物联系起来。要常叫他的名字，同时叫他认识身体各部位如眼、鼻、口等，以促进婴儿社会适应和交往能力的发展。

（3）通过各种玩耍和游戏发展婴儿知觉辨别、交流、精细动作和大运动的控制能力。动作的训练从婴儿仰卧位抬头开始，一般在喂奶前1小时婴儿清醒状态时进行，每次30分钟，逐渐延长训练时间，家长可以用带响的玩具或红球在上方逗引婴儿抬头。

（4）做头竖直的训练，可将婴儿背部贴近妈妈胸部，使婴儿竖头，时间从数分钟开始，逐渐延长。

（二）各阶段的重点

3个月以后的婴儿应逐渐训练由仰卧位向侧卧位再到俯卧位的翻身动作，逐渐训练仰卧位抬头，然后双肘支撑抬起前胸，再过渡到双手支撑，同时可用手抓住婴儿的肩膀前后摇动以训练其平衡能力。4个月的婴儿可以训练在仰卧位拉起成坐位。5个月的婴儿可以训练靠坐。6个月可独坐，但时间不要太长。还可以训练婴儿在家长的帮助下做直立蹦跳动作，这样既可训练肌肉，又可促进婴儿愉快情趣的发育。7个月以后的婴儿，重点训练稳定独坐、爬及站立的能力。应让婴儿自己坐着玩玩具。在婴儿面前放一个好玩的玩具，训练婴儿爬行去拿，开始时家长可在后面推着婴儿学习爬行，逐渐过渡到婴儿自己俯爬、膝手爬，再到向高爬。9个月以后，可训练婴儿扶站到独自站立，站稳后逐渐训练婴儿行走，开始先拉婴儿双手训练迈步，以后训练扶栏行走。这一时期的婴儿应训练用拇、食指捏取的动作，教的时候家长应给予示范，可让婴儿用拇、食指捏小豆子放到瓶子里，但要注意安全，严防入口。

三、1~1.5 岁孩子干预的重点

对 1~1.5 岁孩子主要以训练语言和协调动作为主，发展对语言的理解力。通常的方法是说做并行、模仿口型等，训练小儿用简单词句表达自己的意愿和需要。通过双手配合活动、动手做游戏、绘画、翻书、生活操作等发展小儿的动手能力。教小儿看图片学会认识图片上的东西，带孩子到外面去玩，让他认识社会和世界。

1 岁以后的小儿，不仅能认东西，而且能说出来，家长应教他叫出感兴趣的东西的名称，教他说出家里人的称呼，教他理解各种玩具、食品的名称等，还要训练小儿用语言表达自己的要求。

此阶段的小儿已能站稳并开始迈步行走。练步时，一定要在较安全的地方，家长可以在前面用玩具引逗孩子，让他逐渐行走较远的距离。同时注意独立活动的训练，可让孩子独立在地上玩，训练孩子独自蹲下捡东西，自己站起来。在游戏中教孩子向前走，侧着走，倒着走，训练小儿动作的灵活性。

值得注意的是：不管智力障碍儿童的起点多么低，都应该尊重其现有的水平，从现有水平教起。学习的进度应适合该儿童的实际水平。教学的内容首先是生活自理和适应生活环境所必须的，而不是从知识系统上看是必须学会的。开始时步子要小，使他在成功的基础上逐渐前进，这样孩子总是有一种由此带来的愉快感，有利于孩子继续学习。

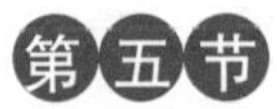

学会早期干预的一般操作

早期干预训练大体可分为：运动训练、感知训练、认知训练、语言训练、生活自理能力训练和社会行为训练等。(参见表7-1)

一、运动训练

运动可分大运动及精细动作两个方面。要按照发育规律进行动作指导。运动是促进智力发育的重要手段，因此一定要让孩子练习主动运动，不要经常抱着。如果保护过度，就会使孩子的运动发育延迟，有时甚至被误认为脑瘫。

(一) 大运动训练

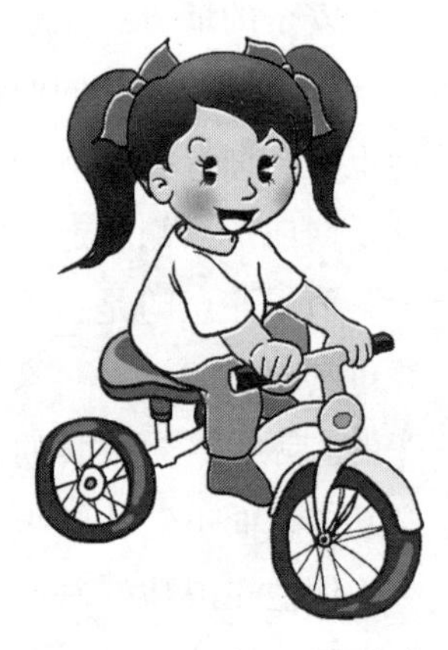

智力障碍儿童和正常儿童一样，大运动的发展顺序都是从头到脚，从上到下，从身体中轴向躯体两侧发展。因此，训练的程序与正常儿童一样，首先训练头的控制，然后训练翻身、坐、站、走、跑等。一般来说，儿童从会控制头、坐、站、爬，发展到会走、跑，基本的大运动训练就完成了。

大运动又可分为两类：一类是人类活动的基本动作，如抬头、坐、站、走；另一类是技巧性动作，需要依靠平衡协调能力，如走平衡木、骑小三轮车、拍球等。

很多智力障碍儿童由于脑功能失调，导致肌肉收缩无力，出现运动障碍。对这样的儿童，需要强化自身的一些反射，进行一定强度的基本动作训练。

1. 头的控制

先扶儿童坐稳，用力扶住他的髋部，使其臀部端坐在平面上。这时妈妈可从正面或侧面与他说话，并且来回走动，让孩子尽量用自己的肌肉来维持平衡，随着妈妈走动而转动头部。

要想训练孩子俯卧时抬头，可以把他的脸稳定在垫好东西的桌子边上或床边上，在前面用彩色带响的玩具逗引他抬头，使他以最大的努力看到彩色的玩具，这种训练很有用。

当孩子坐位，头能基本保持平稳时，可利用拉他坐起的动作，训练他向上主动抬起头的能力。

看到孩子醒着的时候，最好经常把他抱离小床，放在小车里或成人的床上，让他有更多的机会转动头去听和看。一旦有了自如控制头的能力，他很快就能学习俯撑动作和翻身了。

2. 翻身

两人相对而站，各抓住同一块小毯子的一边，把孩子放在毯子上。将毯子倾斜，使孩子在里面轻轻地翻转。这可以帮孩子体验身体重量从一端移到另一端的感觉；同时也可以使他克服一下子翻过来时的害怕感。智力低下的儿童喜欢做这种动作。

3. 坐

开始时让孩子靠在椅背或墙壁、沙发等处坐一会儿，也可以用枕头围好让他坐一会儿。

可以用手扶住孩子的背部让他坐着玩玩具，或在椅子上绑一条宽带，固定孩子的臀部，但不要把他的胸部绑得太紧，慢慢减少对他的帮助。

让孩子从俯卧到侧卧，把他的膝部屈向他的胸部，让孩子用双手臂支撑着自己坐起来。

要孩子保持平衡，可以按以下方法练习：成人躺在地板上，双膝弯曲，将孩子放在成人的膝上，前后稍微晃动他，或左右稍微晃动他，让他体验自己怎样保持平衡，必要时可以给予帮助，让他逐步学会独自坐稳、坐正。

4. 爬

爬行运动是直立运动的基础。爬行训练不仅能使孩子的上下肢运动变得协调，而且能使孩子的运动和姿势对称发展。

孩子能匍匐状原地爬后，把一个玩具放在孩子前方约 10 厘米处，鼓励他去触摸，同时用一只手顶在他的脚掌上，帮助他用力向前爬行。如果孩子仍不能向前爬行，可将一条浴巾放在孩子的腹部，两手分别抓住浴巾的两端，把他的躯干提起来，使他呈膝盖与手着地姿势，然后轻轻地上下、前后拉着浴巾颠动他，让他手膝负重，然后再鼓励他向前爬着去拿玩具。当孩子能自己保持手膝着地的姿势时，可撤掉浴巾让他自己爬行，最后达到手膝交替地向前爬行。

5. 拉物站起

正确的站立姿势是正常行走的基础。开始时可以拉着孩子的一只手，诱导他从坐位过渡到双腿跪位，以后再让他站起来。可以把他放在墙边，让他靠墙站着，渐渐用一只手扶他站，以后再放手，训练他独自站稳。

6. 走

在学会独站的基础上练走。方法：①面对孩子，并用双手

握住他的双手，成人倒退，拉着孩子前进。②成人伸一只手让

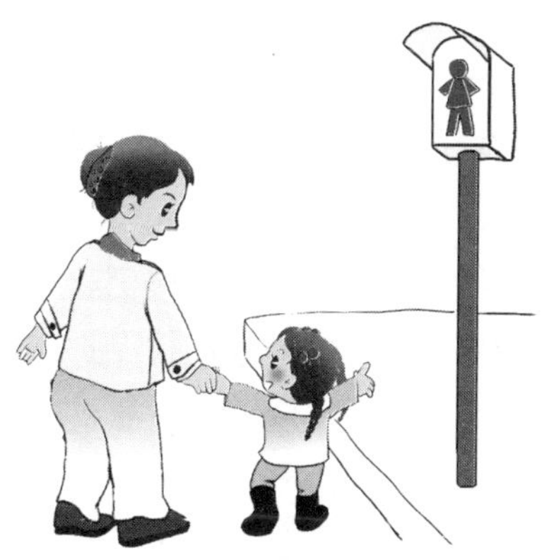

孩子抓着向前行走。③用一条毛巾，让孩子抓住一头，成人抓另一头，拽着孩子学走路。④让孩子推学步车或拉着鸭子车学走。

7. 跑步

开始可训练其快走，然后过渡到僵硬地跑几步，最后才能跑起来。可用游戏或竞赛的方法，提高孩子跑的兴趣。对大一点的孩子还要带他绕着弯跑及绕着物跑，在跑步中学习调换速度和方向以躲避障碍物。

（二）平衡协调训练

平衡协调能力是儿童大运动训练中更高一级的训练内容，一般需要儿童的运动水平达 3 岁左右时才开始训练。常用的训练项目如下：

1. 走平衡木

先给孩子示范走平衡木的动作，让他注意看成人的脚，然后让他自己走平衡木。开始可以拉他的双手或扶他走，当他基

本能保持平衡后，可扶持他的一只手，鼓励他大胆地向前走。当孩子学会后，成人仍要保护在他的左右。

2. 荡秋千

选择的高度以孩子坐上秋千时双脚能触地为标准。先让孩子在秋千上做基本动作，练习用脚蹬秋千。然后由成人推一下秋千，让孩子先体会一下秋千荡起的感觉，待他不害怕时，才能用力蹬起秋千。成人要在秋千旁进行保护，开始时不要荡得太高，逐渐加快速度并增加高度。要注意上下秋千时对孩子进行保护。

3. 跳绳

先让别的小朋友跳绳给孩子看，成人也可以参加跳绳做示范动作。开始用较细的绳子，由两人摇绳，孩子站在原地起跳，并呼口令："跳!"摇绳的两个大孩子或成人要多配合跳的动作，开始时要慢些。让孩子站好，把绳子停在他的脚下，当孩子听到"跳"时，他刚一跳起绳子就摇过去，待绳子又快回到脚下时，成人再喊"跳"，绳子再摇过去，如此反复练习。如能连续跳过两三次，就成功了。孩子学会了原地跳绳之后，再让他学习自己摇绳自己跳。从自己摇绳自己跳到参加集体跳绳，则要很长时间的训练过程，不必着急。

4. 拍球

准备一个充气的大皮球，直径 15 ~ 20 厘米，示范给孩子如何拍球。以后让他自己拍，必要时可把着他的手教他体会球弹起后什么时候拍，以及拍球的力量该多大。多次练习，当孩子能拍几下时立即表扬，增加他对拍球的兴趣，直到连续拍 5 ~ 6 下，甚至几十下。

5. 骑小三轮车

首先教孩子怎样迈腿骑到三轮车上，推着他走一段，再教他怎样下车。当他有兴趣要骑车向前走时，才可以把他的脚放在车镫子上，推着他前行，让他体会车镫子的转动，鼓励他自己用力蹬车镫子。当孩子学会蹬车后，再教他如何扶住车把，左转弯和右转弯。反复训练，直到他手脚协调地操纵小三轮车向前、向后骑，灵活自如地转动。

（三）精细动作训练

俗话说“心灵手巧”，心灵与手巧，两者的关系十分密切。对智力障碍的儿童来说，训练手的精细动作十分重要，但是由于难度大，需要儿童长期坚持训练才能学好。

手的精细动作指手的抓握、对捏、旋开、夹取、捻压等动作。随着年龄的增长，儿童越来越需要双侧肢体配合的动作。随着精细动作水平的提高，儿童手眼协调能力也越来越占重要地位，并贯穿精细动作之中。精细动作常用的训练项目有如下几方面：

1. 大把抓

成人用食指捅开孩子紧握的手，让他握成人的手，一边摇他的小手一边逗他。

把一样玩具摆在孩子面前，他想要时，会随意用手来抓，也可以把玩具塞在他手里，帮助他握紧，扶着他的手摇来摇去。慢慢放开你的手，让他自己握一会儿，掉下来，再拿给他。要一直鼓励他：“宝宝真棒，会拿东西了！”“再来一个。”

注意不要用小球、小笔帽、小扣子、小钉子等危险的东西逗孩子，以防吞服及刺伤。

2. 用手指捏物

对指捏物，是用大拇指与其他手指捏起小物件的动作。大拇指与食指相对捏起小物件的动作极为重要，许多协调动作、技巧都要靠这个基本动作。

对捏是人类特有的功能。这个动作是在孩子已经学会大把抓以后才训练的。

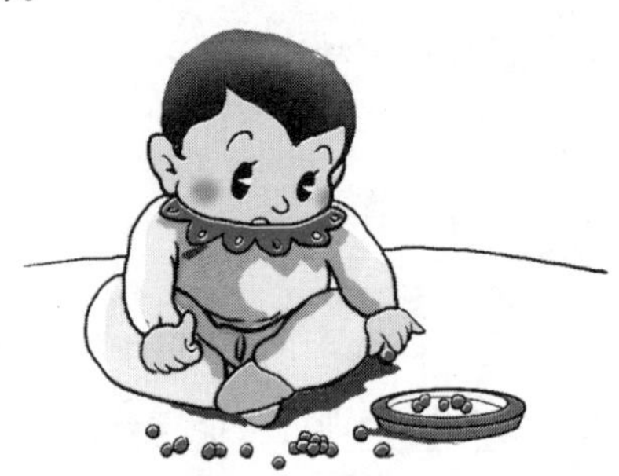

开始可以先示范给他看，由于他已经学会大把抓东西了，这时他可能用手来抓（如葡萄干、爆米花等），要扶着他的手帮他来完成对指捏物，待他有点会了，就逐渐减少对他的帮助。要对他的进步加以鼓励和表扬。

3. 把积木搭高

让孩子坐在桌前，叫他把一块积木放在另一块上，当孩子搭上两块后，再给他第三块、第四块，鼓励他往上搭。对他的每一步动作都要给予肯定。

4. 穿珠子

最好的双手协调训练项目是穿珠子。先慢慢地给孩子示范如何穿珠子，然后鼓励他一手拿珠子，一手拿线，把线的一端向珠子孔穿去，当线穿过珠子后，让孩子换手拿珠子，另一手把线拉出来。穿完后将珠子做成一个圈，作为奖品套在孩子的颈或手腕上。

5. 折纸

折纸可以用来锻炼手的技巧、动作的连序性。教育智力障碍孩子折纸很困难，开始时最好在小方纸对角处打个点子，教孩子把点子对点子放在一起，再抹平。以此类推，手把手地教，一次教一个步骤，然后再连贯起来，就折成某个形状，比如飞镖、飞机、小熊、小船、小衣服等。

6. 用剪刀剪纸

孩子喜欢玩剪刀。准备好平头剪刀，扶着孩子的手，让他学会正确地拿剪刀，并注意安全。首先让他自己空剪，等有一定力度以后再接触纸。在学剪纸时，先随意剪，最后再剪出轮廓，尽量一步步地学，一次只教一个环节，然后再连贯起来。

二、感知觉训练

感知觉是最早出现的心理现象，所以应该最早予以训练。感知觉主要指视觉、听觉、触觉、味觉、嗅觉等。

1. 视觉训练

在所有感知觉里视觉最重要，训练视觉的方法如下：

（1）把孩子抱起来，看周围的人与物，也就是有物可看。这就是刺激他的视觉。在天气晴朗、无大风的时候，还可以抱孩子到院子里，上大街，让他看绿叶、鲜花、来往行人和车辆等，同时用语言逗引，引起他的注意，提高他的兴趣。

（2）两眼注视并跟随：在孩子床边挂色彩鲜艳的玩具，鼓励他来看，然后把玩具缓缓地从一侧移向另一侧，边移动边使玩具不断地发声，诱导孩子用眼睛跟踪物体，逐渐训练孩子用眼睛上下、左右、前后地追视玩具。

（3）用眼睛找东西：教孩子认屋内的物件，待基本掌握后，说出一件让他找，如："我们家的灯在哪里?"他的眼睛会在屋里找，当他看到后，就表扬他、抱抱他。这样既锻炼了孩子眼睛的灵活性，又锻炼了孩子的认知力。

（4）认颜色：孩子首先对红色较敏感，所以先从红色开始，将红色的积木与黄色、蓝色的积木各一个混在一起，挑出红色的对他说："这是红颜色的积木，红颜色的。"以后让孩子照着这种颜色，自己找出红色的积木。待他熟练后，增加积木的数量，让他将所有的红色积木挑出来。掌握一种颜色后再更换另一种颜色。当孩子学会辨别颜色后，再要求他："把红积木给我。"让他通过辨别挑选出来。

2. 听觉训练

听觉是语言的基础。孩子是在听说话的环境中学会说话的，所以让孩子经常听大人说话，也是一种语言训练。

（1）听各种声音：如呼唤他名字的声音、各种动物的叫声、自行车铃声、汽车喇叭声等，让孩子感受各种声音的特征。在与孩子说话时，尽量变化音调，忽高忽低，或轻或重，或急或缓，让孩子辨别。为孩子创造好的听环境，并鼓励他发音。

（2）寻找声源：让孩子寻找声源，如："奶奶在哪里叫宝宝呢?""小鸟在哪里唱歌呢?"找对了给予表扬，找不到时可以提醒一下。反复更换声音的来源、远近和强度，可以不断提高孩子对声音的敏感性及寻找声源的反应速度。

3. 触觉训练

在生命早期，孩子的触觉应当较敏感。

（1）用手摸东西：经常让孩子摸质地不同的玩具或物品，如柔软的毛巾、长毛绒动物玩具、较硬的积木、小勺、流动的水。告诉孩子什么是软的，软的东西有什么；什么是硬的，硬的东西有什么；哪些是光滑的，哪些是粗糙的。让孩子经常摸，反复体会，然后要他指出来，以训练孩子触觉的灵敏性。

（2）触摸孩子：用不同的方式触摸孩子，时而轻拍，时而稍用力拍，时而抚摸，时而挤压，让他体会不同的肤觉；在洗澡时，让孩子在水里多伸展手脚，体验在水中与离水后的感觉，全面地发展自我意识。

4. 味觉训练

让孩子分辨各种常见味道，并且能够说出。

让孩子尝一口糖，告诉他："糖是甜的。"让孩子吃一口雪糕，告诉他："雪糕是凉的。"平时吃东西，都要告诉孩子这东西的味道，并且让孩子重复说出。

5. 嗅觉训练

教孩子分辨各种经常遇到的气味，并且表达出来。

炒菜时告诉孩子："好香啊！"遇到花开时带孩子闻一闻，告诉他："真香！"到厕所时告诉孩子："好臭。"

三、认识训练

1. 注意力训练

注意力是心理活动的指向和集中。孩子学习离不开注意力。智力障碍的孩子注意力不集中甚至缺乏。加强注意力的训练可试用以下方法：

（1）检查学习内容是否过难或过易，过易会使孩子觉得没兴趣，因而不注意听讲。应该适当调整，把学习内容变浅或加深，因为兴趣是孩子注意事物的前提。

（2）训练时要反复提醒孩子，并可用声响引导他的注意力，尤其在进行面对面教育时，可让他："看着我的眼睛！"这样有助于集中他的注意力，稍有进步即表扬。

（3）在训练时尽可能地使用游戏的方式，使孩子保持情绪愉快。游戏中还可利用放大镜看昆虫，或用听耳语的方式来强化孩子的注意力。

2. 记忆力训练

记忆就是把学习的内容储存在脑子里，在需要时拿出来用。它包括三个方面，即识记、再认、回忆，这是记忆过程的三个基本环节。智力障碍孩子记忆的特点是：记忆新材料缓慢，需多次重复才能记住；回忆不全面，不准确；机械记忆相对好，有意记忆差。

（1）取物训练：不要让孩子去记许多与他过去生活经验无关的事物，如火箭上天等。最好选他生活里熟悉的人物或事件去记。他们的记忆力很差，要记的东西越具体、越接近他们的生活越好。如"把布娃娃拿来"，"把球和积木也拿来"，甚至提出拿三件物品的要求，以此训练他的短期记忆。

（2）背儿歌：让孩子背儿歌，是家庭中常做的训练。例如："小白兔，白又白，两只耳朵竖起来，爱吃萝卜爱吃菜，蹦蹦跳跳真可爱。"最好是一边说一边表演，以引起孩子的兴趣。反反复复训练，直到孩子自己可以说出。经验证明，智力障碍的孩子记忆力差，且喜欢重复，在重复中可以把学到的东西记下来。

尽可能寻找机会让他表演，这样才可以记牢。

（3）调动学习的积极性：给孩子讲他爱听的故事，不时穿插提问，要他回答。训练多了，他就会主动去记。

3. 思维能力训练

思维是客观事物在人脑中概括和间接的反应，是高级的认识活动。智力障碍的孩子多伴有语言发育障碍，所以思维的发展也较缓慢。在训练时，要想到这点，让他边干边想，以实际行动解决直观、具体的问题。

（1）分类：可按水果、蔬菜、交通工具、动物、植物等大类分别准备一些图片。开始时可只呈现同一类的图片。如先从水果教起，“这是苹果，这是梨，这是桔子，这是香蕉”，等认熟了，可告诉他“这些都是水果”，然后让他从图片中挑出某种“水果”；等学会了，再呈现另一类图片，如交通工具类；最后可把这两大类图片混在一起，要他区分开来。

（2）排列顺序：顺序是事物进展的规律，有了顺序概念，才能进行逻辑思维。智力障碍孩子因为平常从不注意观察事物的进程，所以训练起来较困难。

事物的顺序有两种：①自然的顺序，如观察一棵树春、夏、秋、冬叶子的变化，这个过程不会改变。②人为的顺序，如两个小朋友在一块玩，一个小朋友打了另一个小朋友，老师来了，批评打人的小朋友，打人的小朋友向被打的小朋友说“对不起”，两人又一起玩了。教孩子观察其中的顺序，反复训练，对提高孩子的思维能力有很大好处。

训练五六岁智力障碍的孩子可结合生活的自然顺序，让孩子回答：“做完了某某事以后干什么?”“起床→坐盆→洗脸→吃早饭”或“收拾玩具→洗手→坐好→吃午饭→睡午觉”。然后把画有这两套内容的图片给孩子看，让他按先后顺序排列。

4. 数字概念和计算能力训练

数字概念是孩子体会数量的不同所作出的认知反应，如对多与少、长与短、大与小、宽与窄、粗与细、胖与瘦、高与矮的认识，以及简单加减的能力。

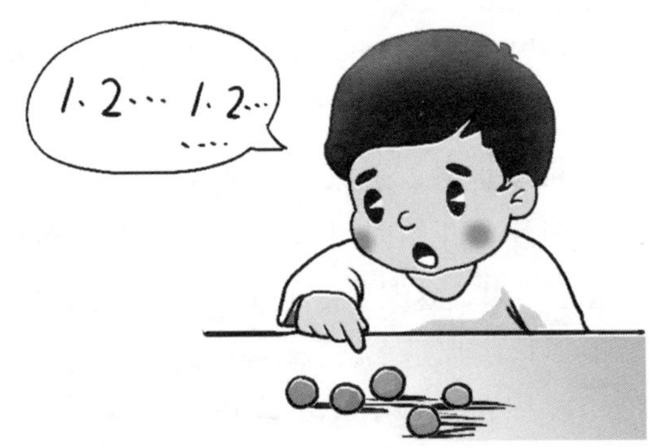

（1）利用身边的一切机会训练孩子，如：这些苹果多，那些苹果少。当孩子很容易掌握时，还可以就此把训练延伸，训练点数，数出多的是几个，少的是几个，相差几个，多的拿掉几个就和少的一样多，少的加上几个就和多的一样多。当然，很多智力障碍的孩子需要一步步慢慢训练，才能最终完成加减运算。

（2）点数：学点数可从学顺口溜开始，从1～10，先让他知道1后面是2，2后面是3……这还没有形成相关的对应的关系；教他“1”可以代表1块糖、1个苹果、1个玩具等，“2”可以代表2（两）块糖、2（两）个苹果、2（两）个玩具等等。

四、语言训练

多种原因均能影响智力障碍孩子的语言发育，语言的训练主要分三个方面：发音、语言理解、语言表达。有了这三方面的能力，才能实现人与人之间的交流，并完全表达自己的思想，也才能真正回归社会。

在促进孩子语言发育方面应该注意：要面对面和孩子说话，说正常句子，句子要简短，节奏要慢，发音要清晰。要和孩子说那些看得见的东西，你说的东西就在眼前或者就是你们正在做的动作，容易使孩子建立语言与事物之间的联系。要说孩子感兴趣的事物的名称，使他容易记住。要认真听孩子说出的词语，尽量猜想他的意思，及时赞赏，使他感到成功的乐趣。

首先要为孩子创造声音与语言环境。成人应该在孩子面前常说自己正做或见到的事，如："天冷了，我再给你穿件花衣服吧。""这衣服上还有花呢！""宝宝饿了吧，妈妈给你做饭。"

（一）发音训练

母语的最佳发育年龄是出生后 9 ~ 24 个月，因此要特别重视这时期的语言训练，智力障碍孩子语言发育迟缓，多是由于脑功能发育不良造成的发音器官的功能障碍所致。故对孩子发音功能的训练是必须的。

1. 舌功能的训练

可将白糖或蜂蜜涂在孩子的口唇上，教他伸舌去添，以达到伸缩舌头的训练目的。

4 个月以后的孩子可以喂一些固体食物，如苹果等，训练孩子咀嚼时用舌搅拌的功能。

2. 唇功能的训练

（1）吹气：先让孩子学张口哈气，逐渐过渡到口唇缩小的吹气状态。可以教他吹蜡烛、吹纸条、吹泡泡等。

（2）鼓气：教孩子紧闭口唇，用口中的气流将颊部鼓起。

（3）其他：还可以训练努嘴、抿嘴、吧嗒嘴等。

（二）理解能力训练

理解能力主要指把实物和语言内容联系起来。

1. 叫名字有反应

平时有意识地说出人的名字，反复叫孩子的名字，孩子听多了，会在大脑皮质留下很深的印痕，记得牢。如：“宝宝叫王宇，王宇吃苹果。”“把苹果给小刚。”“叫小刚来这里。”

孩子逐渐知道自己的名字，可以大声叫他，也可以小声叫他，最后达到生人叫他的名字时他也能转头找声源。

2. 指认身体的部位

可以先教孩子认识布娃娃的头、头发、胳膊、手、腿、脚，再认眼睛、鼻子、耳朵、嘴等；待他认清后，可以说“鼻子在哪里呢”，然后指指布娃娃的鼻子，再指指孩子的鼻子。也可以让孩子指指你的鼻子在哪里，逐渐训练孩子指得又快又准。这种训练可锻炼孩子的注意力和反应能力。

3. 认识动物的名称

把画有动物的图片展示给孩子，并学着图片上动物的叫声，说出动物的名字，如“小狗小狗汪汪”。一个一个地教，学会一个再教一个。

一个一个地教会之后再让孩子做比较，并让孩子发声。如：“小狗怎么叫呀?”让孩子回答：“汪汪。”也可以反过来问：“汪汪叫的是什么呀?”让孩子说：“狗。”

4. 找回指定的物品

先将孩子喜欢的玩具或熟悉的物品放在屋内某个地方，然后说出物品的名称，并用手势指点，让孩子把它取过来。孩子取对了，就亲亲他、抱抱他、表扬表扬他，并让他玩这个物品或玩具，然后再让孩子按照指令去拿下一个物品。

（三）表达能力训练

孩子在听懂一些话以后才会说话，智力障碍孩子的说话训练是非常重要的。

1. 对口型、模仿发音

训练者先发音（先从简单易学的开始，如妈妈、爸爸），鼓励孩子模仿，开始时训练者的口型要做得夸张些，要让孩子看得清楚。

对口型模仿发音的训练较枯燥，一般每次不要超过 5 分钟，中间可穿插模仿动物的叫声、汽车的喇叭声等，以维持孩子的兴趣。

2. 说出图画上物体的名称

首先让孩子学会用手指指出，如“小狗在哪里”，当孩子指对时，给予表扬，并鼓励他模仿训练者的口型说出“狗”这个音，如发音不正确，训练者就重复发正确的音，然后反复练几次，鼓励孩子正确说出图片中物体的名称。

3. 讲故事

讲故事是教孩子学说话的最好的方法，它能有效地训练孩子主动说话和促进思维。故事的内容应该简单，结合日常生活，一边用生动、有表情、略带夸张的语气讲给孩子听，一边指着画面给孩子看。反复几次之后，训练者说上一句，让孩子接下一句，待孩子接得流畅时，可试着让他自己复述。

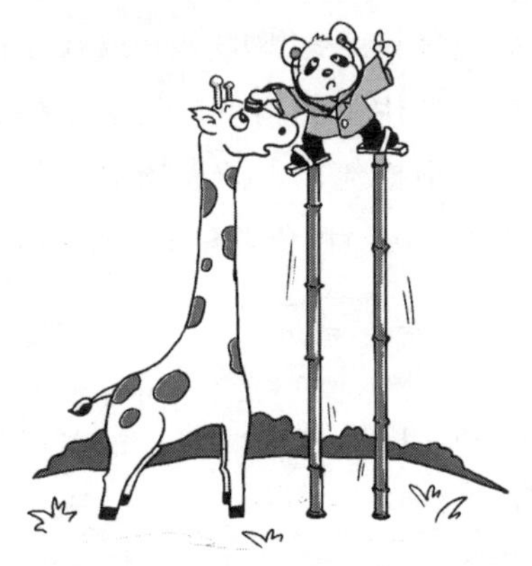

4. 做游戏

做游戏是所有孩子共同的爱好，游戏会让孩子高兴，调动起积极情绪，有利于学习，能让孩子理解并遵守各种游戏规则。如与小朋友一起玩老鹰捉小鸡的游戏，谁被捉到，就唱首儿歌或背唐诗，也可以念卡片上的字等。

五、生活自理能力训练

智力障碍的孩子只有在生活自理的基础上，才能继续学习其他本领。这是人们经常忽视的方面，其实十分重要。从小养成良好习惯，才能培养健康的人格。

生活自理的内容包括进食、穿衣、大小便、个人卫生等。

（一）进食训练

智力障碍的孩子由于神经系统功能有障碍，手眼协调能力差，拿不住勺子或把食物送不到嘴里，但是只要坚持不懈地训练，绝大多数孩子都能学会这些技能。

训练的顺序可为：吃糊状的食物→吃半固体食物→双手捧着喝流食→用勺子吃饭→用筷子吃饭。

（1）开始喂糊状食物前，先让孩子看一看、闻一闻小碗中的食物，引起他的食欲；然后家长可以先示范给孩子看，怎样张大嘴用勺子把饭送到嘴里；然后再逗孩子张开嘴。

（2）吃半固体食物与固体食物，包括面条、菜汤、炒菜、馒头、面包、蛋黄、饼干等。这是为了让孩子学会咀嚼和吞咽。将半固体食物放在孩子嘴里，如果他不咀嚼，可以把手指轻轻放在他的上唇，另一手指放在他的下唇，用放在他下唇的手指促使他下唇轻轻上下移动，使他咀嚼。

（3）用杯子或小碗喝水或喝流食：注意温度不要太高，最好用塑料杯子或小碗。开始时可以示意孩子用双手捧着杯子或小碗，轻抬他的双臂，使杯子或小碗刚好到嘴唇边，帮他稍稍倾斜。多次训练，让他感受双手和双臂的位置及平衡方法。

（4）用勺子吃饭：给孩子准备较深的碗、大柄的勺子，勺子本身不可以太大，勺底要浅。开始要扶着孩子的手腕，用勺从碗里舀食物，并送向口中，边送边说："张嘴，吃饭。"放开扶孩子的手，让他自己把勺放进口中，轻拍他的手腕，让他闭口，把勺从口中抽出，再扶着他的手腕，将空勺伸向碗，同时提醒他："再舀一勺！"要时常鼓励他。

（5）用筷子吃饭：可教 5 岁以后的孩子用筷子吃饭，先示范给孩子看，必要时还可以手把手地教。开始时应选一些易夹的食物，如带叶的蔬菜、肉片、蘑菇等，待孩子熟练了，再让他用筷子吃面条类食物。

（二）大小便训练

训练智力障碍的孩子学会自己去固定地方大小便，充分利用条件反射，养成按时排便的习惯，每次做到后，要给予表扬。只要坚持不懈，大多数轻度和中度智力障碍的孩子 5～6 岁时便能养成良好的大小便习惯。

首先在白天训练孩子不随便排尿，以后再训练他夜间不遗尿。给孩子找规律，首先要弄清孩子喝了水后，大约多长时间尿尿，当快要尿时，就让他去坐尿盆，如果尿了就表扬他，如果不尿也不批评他，过 5 分钟再让他去坐盆。训练夜间不尿床，可注意以下几点：①下午 5 点后不给孩子喝很多的水。②孩子晚上睡觉前，要排一次小便。③夜间叫醒他一两次。

训练排大便也是一样，要先给孩子找规律，估计孩子快到排大便的时间了，让他去指定的便盆或厕所，如排大便了就给予表扬，如没有排大便，过 5 分钟后再让他去排。

另外，还要训练孩子自己主动表达去厕所的愿望及自己上厕所。

（三）穿脱衣服训练

首先训练脱衣，然后训练穿衣。找一件大一两号的衣服，先示范给孩子看，边给他脱边说“小胳膊褪出来了，小脑袋褪出来了”，反复几次后，让他自己试试，如脱下来了就给予表

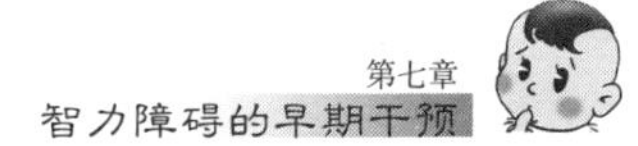

扬，然后再训练他脱合适型号的衣服。

穿衣服也是如此。先训练孩子穿大一两号的衣服，再训练他穿合适型号的衣服。可以在玩“藏猫猫”的游戏中训练穿衣，如：“小手哪里去了？啊，在这里呢，钻出来了，钻出来了。”

孩子会穿或会脱衣服时要及时表扬，哪怕有一点点进步也要表扬。不会脱或不会穿衣服时，也不要批评孩子，过一两天再训练。

（四）洗漱训练

训练内容主要包括：洗手洗脸、刷牙、梳头等。

（1）洗手洗脸：教孩子拧开水龙头，接水，与孩子一起洗手，先把手洗干净，再洗脸。边洗边教孩子，必要时手把手地教。洗完后关闭水龙头。教孩子拧干毛巾后，再擦干手和脸。

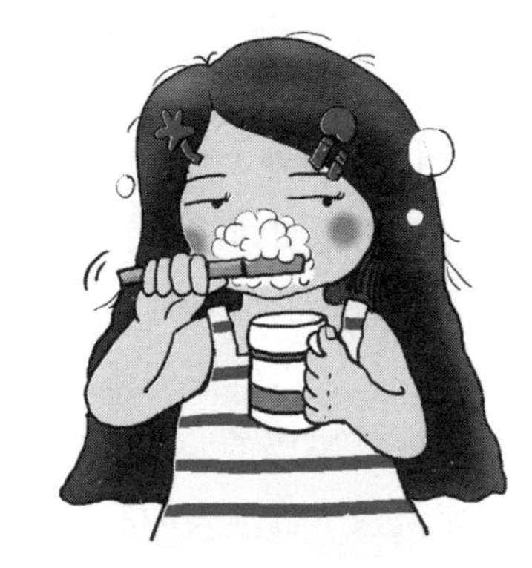

（2）刷牙：开始让孩子蘸着水刷牙，少放牙膏。训练者先刷，让他模仿你刷牙的动作，必要时你可以握着孩子的手腕帮他上下、里外地刷，待他学会刷的动作后，逐渐减少帮助。也可以让孩子对着镜子刷，反复练习。

把牙膏、牙刷、牙缸放在孩子容易拿到的固定位置，教他挤牙膏并收起牙膏等动作。

（3）梳头：先示范给孩子看，也可以让他看着镜子，然后扶着他的手轻轻地梳下去，让他体会梳头的动作。当孩子会自己梳头时，也许开始梳得不好，也要表扬他：“真漂亮，宝宝真棒，宝宝会梳头了。”

六、社会行为训练

社会行为对学龄前儿童来说主要指如何与人交往。孩子不是生活在真空中，而是生活在一个特定的社会环境里，必须遵守社会习惯和规则，否则就不会被社会所接受。

智力障碍的孩子社会行为的形成比较晚，他们 1 岁左右时还不知道“旁人”的存在，也不会主动接近小朋友。4 ~ 5 岁时还以自我为中心，自己的一些欲望得不到满足，就会大发脾气，甚至大哭大闹。

社会基本行为早期训练的内容主要有：注视别人的面孔、认识自己、礼貌待人、模仿他人、表示需要等。

1. 注视别人的脸

经常逗引孩子注视妈妈的脸或眼，可轻唤孩子的名字，当他看见妈妈的面容时，要给予微笑或亲亲他。妈妈可给他唱歌、对他说话，声音要温柔，面部有亲切的表情，还可以拿着孩子的手触摸妈妈的脸等。这种训练还可以由爸爸或其他人来做。经常教孩子看别人的脸，通过目光对视，使孩子学习与人交往的基本技巧。

2. 照镜子

将孩子抱在镜子前或让孩子趴在镜子前，使他能看到镜中的自己和他人，也可以给他戴鲜艳的帽子，摘下来，再戴上去，诱发他对镜子中的人像发笑和发声，使他从开心快乐中学会认识镜中的自己。

3. 用动作表示与人的关系

从孩子1岁左右开始训练，如用拍手表示“欢迎”，用挥手表示“再见”，用作揖表示“谢谢”。2～3岁时要教育他与小朋友友好相处，不打人、唾人，不纠缠大人，有玩具大家一块玩。爸爸妈妈下班回家时应递拖鞋，爷爷奶奶看报时要递眼镜、报纸。

家里来了客人时要让孩子打招呼问好，并嘱他给客人拿糖果。如家里来了小朋友，就教他拉拉小朋友的手，给小朋友玩玩具。应该为孩子创造机会，让他接触各种人物。这是训练孩子的社会行为的最好机会。

对大些的孩子，要让他参与小朋友的游戏，如藏猫猫。做游戏是训练孩子与人交往的好方式，并能增进孩子的思维能力和运动能力。

4. 训练孩子表达自己的需要

开饭时间孩子想不想吃饭，饿不饿，爱吃什么呀等等；发现孩子有要求时主动问他想要什么，想做什么等等。这样长期坚持，就可以训练孩子主动表达自己的需要和愿望。

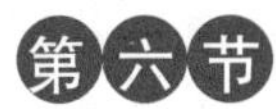

第六节 早期干预实施过程中应注意什么?

人们应该知道：对智力障碍儿童进行教育训练，是为了最大限度地发挥他们的潜能，而不是把他们中间的每个人都培养成正常儿童。对智力障碍儿童的干预是长期而艰苦的过程，孩子的一点一滴进步都是家长和孩子共同努力的结果，都值得肯定和赞扬，既不能急于求成，也不能半途而废。以下几点是家长和训练人员需特别注意的：

（一）小步走

把教智障儿童的行为项目分解成小段、小片，一段一段、一片一片地教，然后再连贯起来。成功的行为及时给予强化，因而容易再出现。步子越小，越容易成功。

（二）个别化

每个智力发育迟缓的儿童都是按照自己的特点和速度来学习的，而每个儿童的学习速度也不一样。所以，要按每个智力障碍儿童智力发展的水平与特点，制定独特的、有针对性的教学计划，对他们进行个别化教学、个别化训练。当然，集体教学也不能少，因为学习气氛和相互感染、相互模仿也很重要。

（三）勤反馈

成人对智力障碍儿童的行为要有反应，而且要及时表达出来，使智力障碍儿童马上知道自己的行为是对还是错，这对智力障碍儿童的训练非常重要。被评价为“对了”的行为马上应该得到表扬、赞赏；而被认为“错了”的行为马上就应该纠正。这样，“对了”的行为更容易再出现，“错了”的行为就会渐渐消失。

（四）多强化

凡是正确的行为，就多采用正强化的反馈方式，比如说微笑、点头、说“好”、竖起大拇指、拍一拍、亲一亲等，或者给点物质小奖励，如一块糖、一块饼干等，也可以许诺给孩子一次看动画片的机会或去动物园游玩的机会等。对不准确的行为，就用负强化的反应方式，如摇头、说“不对”、罚禁闭、取消一次外出游玩活动等。这样，受到正强化的行为就容易出现，受到负强化的行为就不容易再出现，甚至渐渐就消失了。

“启智园”的蓝天

2006 年 5 月 8 日，一封渴望关注与帮助的求援信，满载着主人的希望寄给了市长潘利国，写信人是阜新市首家特殊教育幼儿园创办人李秋颍。让李秋颍没想到的是，仅仅 4 天时间，百忙之中的潘市长就对她的来信作出批示，要求政府部门对李秋颍所面临的困难进行调查与解决，并对李秋颍对智障儿童的爱心和对社会的贡献表示感谢。

时隔 9 个月，记者踏进了坐落在西华园小区的“启智园”，11 个孩子正与李秋颍一起玩耍。

生活对这些孩子是不公平的，让他们带着残缺来到这个世界；上帝对这些孩子有些偏爱，在他们不幸的生活中给了他们一位好妈妈——李秋颍。

女儿，妈妈为你打开一扇窗

1996 年 1 月，一个小生命满载着父母的爱提早降生到了这个世界。妈妈给宝宝起了一个好听的名字——蕙依，希望孩子能有小草一样旺盛的生命力。然而在小蕙依4岁的时候却被诊断出“早产造成的脑发育不良”，李秋颍的天塌了，她简直不敢相信自己的耳朵，抱着女儿失声痛哭。震惊过后，李秋颍告诉自己：“无论有多苦，无论有多难，一定要把孩子治好，给女儿一个健康的未来。”

说起来容易做起来难，李秋颍晚上看书、查资料，白天有意识地培养教育孩子。为了专心照顾女儿，她甚至辞去了工作，做起了全职妈妈。孩子的头抬不起来，她拎住孩子的头发，眼含着泪水教女儿写字；孩子的腿无力，走路不稳，她领着女儿反复爬楼梯，看着孩子磨破的小手，磕青的小腿，她比伤在自己身上还难过；为了让女儿融入社会，她每天带着女儿在街心广场玩耍，众人异样的目光像一把把刀子刺痛她的心。

科学的发展是有限的，无法医好女儿的病，而母爱却是无限的，在李秋颍精心呵护和教育下，如今11岁的女儿在小学4年级能和正常的孩子一起生活、学习了。

孩子，老师为你撑起一片蓝天

作为智障儿童的家长，李秋颍特别理解智障儿童渴望交流的想法。女儿成长的经验表明，只要训练方法科学、系统、正确，智障孩子就可以实现生活自理甚至自食其力，并能融入社会、自立于社会。李秋颍要为这些孩子提供最适当的康复、治疗，于是2005年9月1日，阜新市首家特殊教育幼儿园——启智园成立了。

对启智园的每个学生，李秋颍都视如亲生孩子。有一次小朋友在室外做游戏，小区居民指点着孩子议论纷纷，同行的老师难以承受压力跑开了，李秋颍压抑住愤怒的心情，平静地说："这些孩子不是'傻子'，他们只是在语言和行动方面与同龄的孩子有一定差距，我们应该多帮助他们。"

在康复训练和教育教学上，李秋颍针对不同儿童的不同情况，制定相应的教育计划，使患儿逐步融入训练中，在玩中学、在乐中学。

8 岁的楠楠先天愚型，入园时生活不能自理，只能说 3 个字，与人沟通有困难。李秋颍整整用了两个月的时间才教会楠楠数 5 个数。经过一年多的特殊教育和系统训练，楠楠认识了 200 多个字，可以背诵诗歌，做 10 以内的加减法都没有问题了。

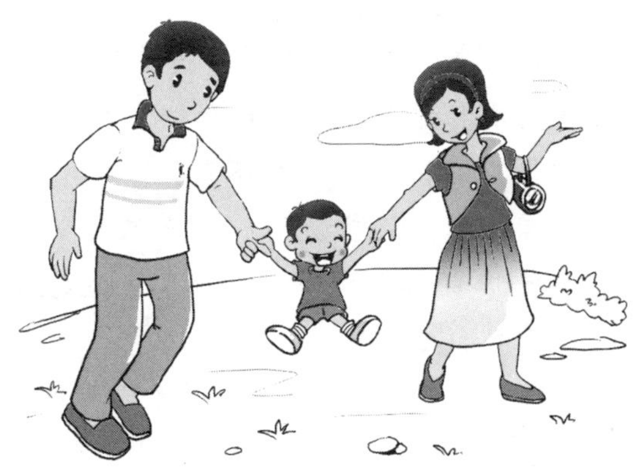

虎头虎脑的鹏鹏今年 7 岁，患有苯丙酮尿症。2006 年 5 月份入学的鹏鹏初来时一句话也不说，更不愿意与其他小朋友玩，听不懂别人的指令，不能与人交流。如今，鹏鹏

已经认识了几百个字，每天都说个不停，老师笑着告诉记者，现在整个幼儿园数他话最多。

教育是爱的事业，没有爱就没有教育。许多家长慕名来找李秋颍，如今启智园里已经有11个孩子了。李秋颍说："无论是什么程度的学生，只要我们用心付出，就会有回报。"

爱，让她看到希望

李秋颍用爱心拯救着这些孩子，解救着一个个痛苦的家庭。来自社会大家庭的关爱又给了她源源不断的动力。潘利国市长的关心使李秋颍对于自己所从事的事业充满了信心，社会各界对启智园的支持让她看到了特殊教育事业的希望。

给智障儿童一个爱的支点

这个感人的故事，让许多人的心灵受到了一次洗礼。没有哪个母亲愿意看着自己的孩子成为"弱势群体"，但有时候命运就是这样，把一些想不到的事降临到人们身上，在这种时候，有人选择逃避，有人选择面对。李秋颍是后者，她不但自己勇于面对，而且她愿意帮助其他无助的母亲们一起面对。

希望更多的人能够像李秋颍一样勇于面对现实中的一切。

主要参考书目

1. 姚树桥主编. 心理评估. 人民卫生出版社. 2007

2. 左启华主编. 小儿神经系统疾病，第 2 版. 人民卫生出版社. 2002

3. 茅于燕著. 智力落后与早期干预. 上海教育出版社. 2007

4. 务学正主编. 低智力的疗育. 郑州大学出版社. 2004

5. 胡亚美，江载芳，主编. 诸福棠实用儿科学，第 7 版. 人民卫生出版社. 2002

6. 魏淑珍，张秋业，主编. 儿童生长发育性疾病. 人民卫生出版社. 1996

7. 刘湘云，林传家等，主编. 儿童保健学. 江苏科学技术出版社. 1999

8. 鲍秀兰等主编. 0～3 岁儿童最佳的人生开端. 中国发展出版社. 2006

9. 邹丽萍主编. 儿童发育指导手册. 军事医学科学出版社. 2006

10. 曹丽敏主编. 特殊儿童早期康复指南. 华夏出版社. 2009

图书在版编目(CIP)数据

让孩子远离智力障碍/曹丽敏主编.
-北京:华夏出版社,2009.11(2017年重印)
(残疾预防与康复)
ISBN 978-7-5080-5424-7

Ⅰ.让… Ⅱ.曹… Ⅲ.小儿疾病:智力迟钝-防治-普及读物
Ⅳ.R748-49

中国版本图书馆CIP数据核字(2009)第178573号

华夏出版社出版发行
(北京东直门外香河园北里4号 邮编:100028)
新华书店经销
北京汇林印务有限公司印刷
北京汇林印务有限公司装订
880×1230 1/32开本 7.5印张 169千字
2009年11月北京第1版 2017年5月北京第4次印刷
定价:23.00元